# COMMENTAIRES

SUR

# LES APHORISMES

# D'HIPPOCRATE.

---

## SECTIONS CINQUIÈME ET SIXIÈME.

---

## OUVRAGES DU MÊME AUTEUR.

Aphorismes d'Hippocrate, grecs-latins-français, 1 vol. in-12, *Paris*, 1811.

Prognostics et Prorrhétiques, grecs-français, avec une table analytique, 1 vol. *Paris*, 1813.

Prognostics de Cos, ou Coacques, traduits de même avec une table analytique, 1 vol. *Paris*, 1815.

Epidémies, I^er et III^e livres; des Crises et jours Critiques, 1 vol. *Paris*, 1815.

Nouvelle traduction des Aphorismes, avec les Commentaires sur les I^re, II^e et III^e sections, 1 vol. *Paris*, 1817.

Suite des Commentaires sur la IV^e section, 2 vol. *Paris*, 1821.

Traités du Régime dans les maladies aiguës, et des airs, des eaux et des lieux. Dédiés au Roi, 1 vol. *Paris*, 1818.

Traités de la Nature de l'homme, de l'ancienne médecine, des humeurs, de l'art contre ses détracteurs. 1 vol. *Paris*, 1823.

Le Serment, la loi de médecine; I^er livre des maladies, des affections internes, 1 vol. *Paris*, 1823.

Les Préceptes, de la Décence, du médecin, 1 vol. *Paris*, 1824 *.

* Tous ces ouvrages ont été classés sous les titres spéciaux de *Fondation de la Doctrine Hippocratique*, et de *Traités de Morale du philosophe de Cos*, suivant l'ordre didactique.

PARIS.—IMPRIMERIE DE COSSON,
Rue Saint-Germain-des-Prés, n° 9.

# NOUVELLE TRADUCTION DES APHORISMES D'HIPPOCRATE,

ET

# COMMENTAIRES

SPÉCIALEMENT APPLICABLES A LA MÉDECINE DITE CLINIQUE, AVEC LA DESCRIPTION DE LA PESTE D'ATHÈNES TRADUITE DE THUCYDIDE, ET DES EXTRAITS D'HIPPOCRATE, DE GALIEN, AUXQUELS ON A JOINT UNE TABLE ANALYTIQUE ET RAISONNÉE DES MATIÈRES CONTENUES DANS LES HUIT SECTIONS DES APHORISMES, CLASSÉES EN FORME DE DICTIONNAIRE, SUIVANT L'ORDRE ALPHABÉTIQUE.

**PAR M. LE CHEVALIER DE MERCY,**

Docteur en médecine de la Faculté de Paris, professeur particulier de médecine grecque, membre associé et honoraire de plusieurs Académies, médecin du Bureau de charité du huitième arrondissement.

V[e] ET VIe SECTIONS.

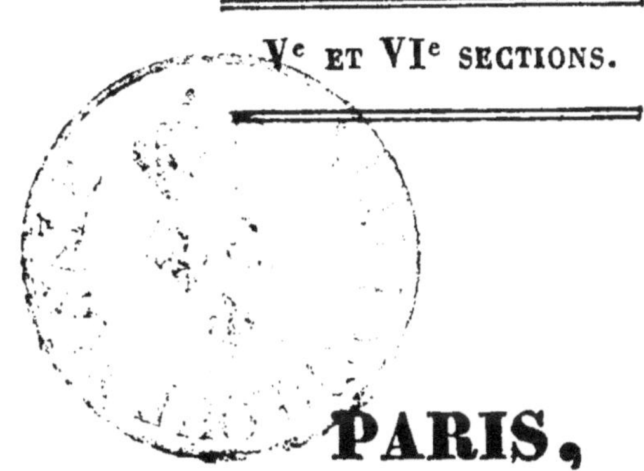

**PARIS,**

BÉCHET JEUNE, LIBRAIRE,

PLACE DE L'ÉCOLE-DE-MÉDECINE, N° 4.

M DCCC XXIX.

# PRÉFACE.

Le livre des aphorismes est parfait; mais il manque en général d'une bonne table qui prévienne l'application souvent bizarre des sentences de ce père de la médecine. Le caprice des auteurs en décide souvent sur des sujets tout opposés, et ensuite les reproches s'adressent à notre célèbre maître, de ne point s'accorder avec l'expérience ou les découvertes modernes. L'ordre méthodique, si nécessaire dans un livre classique, doit surtout ici être présenté avec clarté; mais il est bien difficile, sans une analyse exacte, d'adopter un plan didac tique, qui permette de rapprocher tous les faits pour en former un corps de doctrine : car, à la seule vue de sentences isolées, le lecteur est souvent forcé d'y suppléer par des pensées fugitives, qu'il ne peut rassembler assez tôt, et, manquant de guide, son esprit flotte incertain au milieu des hypothèses. Ainsi, par exemple, nos jeunes docteurs sont souvent obligés d'ajouter à leurs thèses, plusieurs aphorismes d'Hippocrate : ils n'ont d'autre guide que le zèle qui les dirige, mais ce n'est pas assez. Il s'est donc agi, sans sortir du cercle des connaissances dans lesquelles ils doivent se renfermer, de les diriger. Il a aussi fallu leur éviter deux écueils, ou d'être diffus en rapportant des exemples trop nombreux, ou d'être trop concis en n'approfondissant pas assez leur sujet. Ces motifs réunis m'ont fait entreprendre ce nouveau travail sur les aphorismes, avec une nouvelle table analytique et raisonnée des diverses sentences comprises dans les huit sections. En les classant d'après les maladies mêmes qu'elles indiquent, toute indécision doit cesser nécessairement, sur le choix de telle ou telle sentence. J'ai donc réuni autant que possible l'exemple au précepte, en leur présentant dans ce volume, non des fleurs de rhétorique, mais les fruits d'une lecture assidue des meilleurs auteurs. A l'imitation de l'abeille, je n'ai fait, en quelque sorte, qu'extraire le meilleur suc, pour tempérer ainsi l'amertume des recherches et d'un travail pénible. C'est là cette nourriture substantielle, que j'offre aux jeunes médecins, qui n'ont pas eu le temps d'aller feuilleter dans nos bibliothèques, les in-folios d'Hippocrate; je suis parvenu ainsi à leur ménager un temps précieux. Éclairé des nouvelles observations puisées dans la pratique médicale, j'ai toujours sacrifié mes doutes au désir sincère de trouver la vérité. Mon devoir a été de la chercher sans prévention. Il a fallu d'abord bien m'assurer de la fidélité du texte, et ce n'est qu'après avoir consulté les meilleurs manuscrits de la Bibliothèque du Roi, que je suis ainsi parvenu à faire quelques améliorations utiles, indiquées sommairement dans mon édition grecque-latine-française, Paris, 1811. Quoiqu'il n'en reste plus que quelques exemplaires, je ne la ferai pas réimprimer.

Non-seulement j'ai vérifié avec un soin scrupuleux tous les passages cités, mais encore j'ai fait réellement ici ce que feu Bosquillon m'avait d'avance fait l'honneur de m'attribuer; car on trouvera dans ma nouvelle table des aphorismes, chaque article complet distribué par lettre alphabétique, présentant en abrégé, une foule de faits épars dans les divers écrits d'Hippocrate. J'ai lié les divers sujets de manière à les rattacher toujours aux vrais principes de l'art de guérir, et à les graver facilement dans la mémoire, en prenant la peine de les vérifier sur chaque aphorisme. Ce tableau forme lui seul un résumé complet et aussi parfait que possible de la doctrine d'Hippocrate. Cette table sera utile non-seulement aux étudians, mais encore aux médecins praticiens, qui voudront se rappeler tout de suite les sentences du divin vieillard. Il m'eût été impossible, sans les commentaires, de me livrer à ce nouveau travail. Le livre des aphorismes, dans lequel j'ai passé en revue, au moyen des commentaires, presque tous les sujets de médecine pratique, deviendra ainsi tout-à-fait classique, car les explications que j'y ai ajoutées n'ont aucun autre but que celui-là. Les faits de pure curiosité en ont été bannis avec soin ; les questions douteuses sont devenues plus claires par les citations très-courtes des auteurs ; c'est, en un mot, un résumé de mes lectures et de ce que j'ai vu depuis plus de vingt ans. Toutefois je n'ai rien négligé pour m'appuyer des observations de nos professeurs les plus célèbres. Quant à la chirurgie, l'auteur n'a fait qu'effleurer ce sujet dans ses aphorismes, quoique nous sachions combien il l'a approfondi dans d'autres livres, notamment dans les traités des *Fractures*, des *Luxations*, du *Mochlique* et des *Plaies de tête*. Les *Épidémies* m'ont fourni de précieux documens sur la doctrine ; mais le plan que j'ai embrassé ne m a pas permis de faire de longues citations, quoique l'interprétation préliminaire de plus de vingt traités de mon célèbre auteur, m'eût donné le droit d'y puiser avec profusion. Le lecteur voudra bien aussi me faire la grâce de remarquer que la traduction française littérale a aussi précédé mes commentaires ; je suis donc certain de n'avoir rien hasardé d'insolite dans la théorie médicale. J'ai lu attentivement les nouveaux ouvrages de médecine ; il sera facile de reconnaître par les faits que j'y ai puisés, la sage réserve que j'ai dû mettre dans ce luxe d'érudition. C'est par l'expérience que j'ai acquise, même dans ce genre de lecture, qu'il m'est peut-être permis de déclarer avec vérité, que ma tâche a exigé la réunion de toutes les circonstances dont je viens de parler, pour pouvoir perfectionner et achever mon travail, commencé depuis plus de vingt ans. En effet, j'ai publié le *Synopsis des fièvres* en 1808, et presque chaque année, depuis cette époque, j'ai traduit et fait imprimer le texte d'Hippocrate, en regard de la traduction française, de sorte que, d'une part, la doctrine de mon auteur est aussi complète que possible, sous le rapport de son origine (voyez *Fondation de la doctrine hippocratique*), c'est-à-dire étudiée sur le texte grec; et que, de l'autre, elle reçoit son application immédiate à l'étude de la médecine pratique. Une double carrière littéraire et médicale s'est donc ouverte devant moi; elle devait être parcourue avec persévérance, pour mettre en harmonie la médecine ancienne avec nos connaissances actuelles. Si je n'eusse pas craint de multiplier les volumes, il m'eût été bien facile de me livrer à une spéculation qui est bien loin de ma pensée. Mon plan est tel que chacun peut y adapter ses propres observations. J'aurais pu ainsi en recueillir un grand nombre dans nos livres modernes; une analyse sévère les a donc remplacées dans cet ouvrage.

Enfin j'ai fait tous mes efforts pour donner à la traduction française, cette énergique concision du style et cette clarté, qu'il est si difficile d'imiter sans nuire à l'élégance. Toutefois, arrivé à l'âge de maturité, craignant de laisser après moi, un ouvrage incomplet, je n'ai rien négligé pour le perfectionner. Aussi bien les tables que j'ai ajoutées au livre des *Prognostics* dans les maladies aiguës, aux deux livres des *Prédictions*, contenant ensemble 536 sentences ou paragraphes ; et au traité des *Prognostics de Cos*, qui en renferme 649, ont été classées également suivant un ordre méthodique dans mon édition grecque-française; in-12, Paris, 1813-1815. Ces tables analytiques peuvent singulièrement, en simplifiant le sujet, faciliter les recherches des jeunes médecins. Enfin la nouvelle table des aphorismes leur offre 422 sentences, toutes réunies dans un cadre étroit, adapté à chaque section, traduite en français, de manière qu'à l'article *pleurésie*, *péripneumonie* ou *phthisie*, ils trouveront tout de suite les sentences de l'oracle de Cos et leur application raisonnée et immédiate à la médecine pratique ou clinique. Je leur ai donc abrégé un temps précieux par la méthode analytique, que j'ai introduite dans l'étude d'objets si disparates, et lesquels ne pouvaient que très-difficilement se classer dans la mémoire. J'y ai suppléé en y sacrifiant sans relâche mon temps, mes recherches et mes veilles.

Quant à l'enseignement hippocratique, que l'on prétend m'attribuer, comme une nouveauté qui n'aurait jamais existé en France, ce serait une sorte de forfanterie que l'on sait bien ne pouvoir avoir aucune créance. Car, en nous reportant aux seuls documens historiques relatifs à l'étude de la langue grecque, que l'on affirme n'avoir pas été cultivée de nos jours, nous savons tous que l'*Histoire grecque* d'Hérodote, de Thucydide, de Xénophon, les *Harangues* de Démosthènes, les poésies d'Homère, de Théocrite, les Aphorismes et Prognostics d'Hippocrate, ont été constamment professés en langue grecque au collége royal de France. Pour ne parler ici que de nos savans compatriotes, MM. Gail, Clavier, Thurot, ont rempli cette tâche, qui complète l'instruction que l'on nomme classique. Bosquillon et Hallé ont aussi expliqué et commenté, de 1806 à 1820, dans le même établissement, consacré aux sciences, lettres et arts, les Aphorismes et Prognostics d'Hippocrate sur le texte grec; les 1^er^ et 3^e^ livres des *Épidémiques.* Les annuaires médicaux de 1810 et des années antérieures, en font mention dans la récapitulation des cours publics du collége royal de France. Il y a donc une insigne mauvaise foi et une profonde ignorance dans l'assertion qui concerne la création d'une nouvelle chaire, consacrée à l'explication des chefs-d'œuvre du père de la médecine, tandis que cette chaire a été non-seulement créée au collége royal de France par les édits de François I^er^ et de Charles IX, mais encore tandis qu'elle a été gérée par des contemporains, qui ne se sont point écartés des édits et ordonnances de nos Rois avant la restauration de la monarchie. Enfin j'ai sous les yeux l'édit de Louis-le-Grand, portant règlement pour l'étude et le service de la médecine, enregistré en parlement le 18 mars 1707; cet édit est inséré en entier dans l'ouvrage intitulé : *De l'anarchie médicinale*, t. III, in-12, p. 57, dédié à l'illustre de Haller, Neufchâtel, 1772, par M. J.-E. Gilibert, docteur en médecine de la Faculté de Montpellier, agrégé au collége des médecins de Lyon, professeur de botanique, d'anatomie et de chirurgie.

L'auteur a semé son livre de réflexions un peu acerbes, mais il a de bonnes vues; il ne s'agit, comme il le dit, que de remettre en vigueur les édits de nos Rois.

Voici le préambule de cet édit, donné à Marly : « Louis, par la grâce de Dieu, roi de France et de Navarre. A tous présens et à venir, salut. L'attention que nous avons toujours eue pour tout ce qui peut contribuer à la conservation et au bien de nos sujets, nous a souvent engagé à employer notre autorité pour empêcher que des personnes sans titre et sans capacité, ne continuassent d'exercer la médecine, sans y apporter souvent d'autres dispositions que l'art criminel d'abuser de la crédulité des peuples, pour s'enrichir aux dépens de la santé et de la vie même des malades qui avaient le malheur de tomber entre leurs mains; mais nous croirions avoir peu fait pour la santé du public, si nous nous contentions d'avoir exclus ceux qui déshonoraient ainsi la profession de la médecine, sans prendre en même temps les précautions nécessaires pour faire en sorte que l'on s'applique sérieusement à former de bons sujets dans les facultés de médecine, qui n'ont été établies par les rois nos prédécesseurs, que pour procurer un aussi grand bien : et comme rien n'est plus opposé à ce dessein, que l'extrême relâchement qui s'est introduit dans une partie de ces facultés, soit par rapport à la durée et à la *qualité des études*, soit par rapport au nombre et à la *nature des épreuves* par lesquelles on doit parvenir aux degrés, nous avons cru ne pouvoir rien faire de plus convenable, pour rétablir dans son ancien lustre une profession si nécessaire et si importante, que de renouveler, d'un côté, les défenses rigoureuses, par lesquelles nous avons interdit l'exercice de la médecine à tous ceux qui n'ont ni le mérite, ni le caractère de médecin, et de ranimer de l'autre l'attention et la vigilance des facultés établies dans notre Royaume, en réunissant dans un seul règlement tout ce que nous voulons être réellement observé pour l'étude de la médecine, et pour l'obtention des degrés, afin qu'ils puissent être dorénavant la preuve et la récompense du travail et non un vain titre d'honneur, plus propre à tromper le public qu'à en mériter justement la confiance. A ces causes, et autres à ce nous mouvant, de notre certaine science, pleine puissance et autorité royale, nous avons, par le présent édit perpétuel et irrévocable, dit, statué et ordonné, disons, statuons et ordonnons, voulons et nous plaît, etc. »

Je lis, t. III, p. 121, à la suite de l'article 32e de l'*édit royal* : « On se sert des aphorismes d'Hippocrate; le récipiendaire est obligé de terminer son discours par l'explication de l'aphorisme échu. »

Pour la régularité de l'enseignement, voici les réflexions de l'auteur à la suite de l'article 8e, p. 78 :

« Aujourd'hui l'usage s'anéantit de dicter le sujet de la prélecon. Les professeurs ont senti que cette méthode faisait perdre beaucoup de temps aux étudians, que le plus souvent ils entendaient mal celui qui dictait, qu'en conséquence leurs cahiers étaient remplis de contre-sens qui leur donnaient des idées très-fausses de la doctrine qu'ils voulaient leur inculquer. Ils ont cru mieux faire en choisissant des élémens bien faits qui leur servent de texte : plusieurs *font rouler toutes leurs leçons sur leurs observations*, et sur leur système particulier, et comme ils ne dictent pas, leurs élèves sont très-embarrassés dès qu'ils veulent se remémorier ce qu'ils ont entendu. Comme leur mémoire n'a pu tout conserver, ils ne peuvent profiter que de quelques idées incohérentes, qui n'ayant aucune liaison entre elles, leur deviennent absolument inutiles. Par tous ces inconvéniens, bien loin de profiter à l'académie, ils ne rencontrent que des dégoûts, qui accompagnent nécessairement le défaut d'ordre et de méthode. »

Quant à l'indispensable nécessité d'avoir

une doctrine bien établie, si l'on ne veut se fixer ni au texte d'Hippocrate, ni aux principes les plus vrais de l'art de guérir, l'on verrait désormais accueillir dans les écoles et au sein des académies, toutes les questions qui ont été résolues depuis longues années par la plus sage expérience, et renouveler peut-être les malheureuses tentatives qui ont coûté la vie à plusieurs générations, sans parler ici ni de la peste décrite par Hippocrate, ni de celle décrite par Thucydide, que l'on ne peut connaître que par la lecture et la méditation de ces auteurs. Si l'on avait résolu de se priver des traditions, il faudrait aussi se résoudre à voir répéter devant nous, comme on le fait à présent, une expérience des plus dangereuses, si nous n'étions arrêtés par la crainte des désastres passés. Aujourd'hui, on nie donc la contagion; mais il ne faut que lire pour se convaincre que les voyages lointains et le dévouement déjà si honorablement entrepris par nos compatriotes, n'ont pu, bien entendu, changer les lois de la nature : ainsi nous en avons la preuve par la tradition même d'un passage, non d'Hippocrate, ni de Thucydide, mais de Van-Swieten, (*Commentaires sur les Aphorismes de Boerhaave*, t. v, p. 171, in-4°, Paris, 1773.) « Ramazzini, dans un discours public prononcé dans le lycée de Pavie, pour démontrer que la théorie n'a aucun droit de s'arroger la suprématie en médecine relativement à la pratique, fait mention, pour l'année 1576, de signes assez remarquables d'une peste qui s'était manifestée à Venise. Comme la crainte des décès s'augmentait chaque jour, et que, comme il est ordinaire, de grandes controverses s'élevèrent entre les médecins relativement à la nature de la maladie, les uns niant, les autres affirmant qu'elle était pestilentielle ; Hiéronyme Mercuriali et Cappi Vaccio (quels noms dans l'art!) furent convoqués par un décret public. Ces hommes très-célèbres partirent pour Venise avec un brillant cortége ; ils furent reçus comme en triomphe ; ils firent un examen sévère, et entendirent tous les médecins, chacun selon leurs opinions. Conduits ensuite devant le collége supérieur, ils prononcèrent cette sentence devant le prince, savoir : que l'épidémie maintenant reconnue n'était point du tout pestilentielle, et ils annoncèrent sans crainte qu'ils guériraient cette maladie d'après leur méthode et leur secours. Cette sentence trouva des partisans, et la ville fut dès-lors délivrée de toute crainte ; mais lorsqu'on se fut relâché des précautions habituelles pour éloigner les malades et les transporter tous hors du foyer de l'infection, il arriva dans peu de jours que cette même maladie qui avait été regardée comme exempte de toute crainte par des juges d'un si grand nom, commença de nouveau à exercer ses ravages au milieu des habitans, qui étaient alors en parfaite sécurité, de sorte que, dans l'espace d'une seule année, il périt environ cent mille personnes. Toutefois cette maladie pestilentielle fut reconnaissante envers ses juges ; car elle les épargna, leur pardonna, et les rendit sains et saufs à leur patrie, quoique privés en grande partie de leur cortége. »

Je soutiens que les traditions sont nécessaires pour éloigner les jeunes médecins des idées chimériques. Et n'est-il pas déplorable de voir peut-être encore se reproduire le funeste exemple de cent mille personnes mortes pour arriver à un résultat prévu ! Les écrits d'Hippocrate témoignent de la vérité de ces résultats : pourquoi ne veut-on pas les expliquer aux jeunes médecins, qui embrassent sans examen et sans expérience, les premières opinions, qu'ils ne peuvent combattre que par des essais trompeurs et appuyés des raisonnemens les plus frivoles ?

Ne considérant ici que le bien public et la seule question d'utilité générale, je n'ai pas dû garder le silence sur des actes qui intéressent la société tout entière. Un autre inconvénient très-grave de la suppression illégale d'une chaire d'Hippocrate, est la transition d'un genre d'enseignement à un autre, selon le bon plaisir d'un professeur; et ensuite le défaut de juges entre ceux qui se liguent pour professer leurs principes exclusifs et introduire des innovations dangereuses dans l'art de guérir, sans qu'il soit possible de pouvoir parvenir à faire connaître la vérité, tandis que de jeunes disciples ne jugent que sur la foi de leurs maîtres. En un mot, il y a si peu de justice dans cette conduite tyrannique, que, sur la seule intention que j'ai exprimée à l'autorité de lui faire connaître la vérité, je me suis attiré une longue et douloureuse persécution. On a prétexté qu'il n'avait jamais existé de chaire d'Hippocrate; on lit à l'article CAS RARE du *Dictionnaire des sciences médicales*, t. IV, p. 140 : « On a créé dans chaque école spéciale de médecine, une chaire consacrée à expliquer les cas rares; la Faculté de Paris ne s'est point encore occupée de ce genre d'enseignement. »

On lit à l'article ANALYSE du même dictionnaire, t. II, p. 26 : « Le recensement des connaissances autrefois acquises durant les trois années d'études exigées avant la promotion au doctorat était facile. C'était quelques notions générales de pathologie ou de matière médicale, certaines opinions gratuites crues sur parole, et ce qu'on pouvait appeler jargon des écoles, débité avec le ton de la suffisance la plus présomptueuse. Un entendement sain et livré de bonne heure par goût à l'étude des sciences exactes, devait naturellement douter que ce fût là un vrai modèle d'instruction médicale, et il parut très à propos de recommencer sur nouveaux frais. »

Feu le professeur Pinel, qui a rapporté ce fait, a dit encore, t. v, p. 368 du Dictionnaire : « L'exercice de la médecine dans les hôpitaux n'avait été en général qu'une voie indirecte d'obtenir la confiance publique, jusqu'à l'époque de la restauration générale des études de médecine et l'établissement de l'École de Santé, et ce ne fut qu'alors qu'on fit de l'enseignement clinique une loi expresse. Une de ces *chaires* fut consacrée à la médecine interne, l'autre à la médecine externe ou chirurgicale, et la troisième fut réservée pour les *cas rares* et de nouvelles méthodes de perfectionnement. »

Ces faits sont tellement inexacts qu'il suffit, pour les réfuter, de lire l'édit de Louis XIV de 1707, article 3e : « Enjoignons aux professeurs d'être assidus à leurs leçons et exercices ; voulons qu'en cas d'abscence nécessaire, ou empêchement légitime qui durera plus de trois jours, le professeur qui ne sera pas en état de faire ses leçons, sera tenu de présenter à la Faculté un docteur en médecine capable d'exerecr ses fonctions, lequel sera commis à cet effet par ladite Faculté. »

Eh bien ! feu Thouret, professeur de la doctrine d'Hippocrate et d'histoire des cas rares, inscrit en cette qualité sur les anciens programmes de l'École de Santé de Paris, et ensuite de l'École de Médecine depuis sa création, c'est-à-dire de l'an IV (1795) jusqu'en 1810, n'a jamais fait une seule leçon sur Hippocrate.

Il était encore inscrit en 1803 et 1806 sur

les programmes de l'École de Santé avec les autres professeurs ; on le trouve rappelé à la tête des Mémoires de la Société médicale d'émulation, et dans les almanachs de Paris de l'an IV, dès la création de l'établissement, et aussi dans les annuaires médicaux de l'an 1808 ; enfin jusqu'à sa mort.

L'on vient nous dire maintenant qu'une chaire pour l'histoire des cas rares a été créée par une loi expresse, et l'on oublie le titre essentiel *de doctrine d'Hippocrate*, qui est l'objet fondamental !

A l'article 25ᵉ *de l'ordonnance de* 1707, on lit : « Enjoignons aux magistrats et aux directeurs des hôpitaux, de faire fournir les cadavres aux professeurs pour faire les démonstrations d'anatomie, et pour enseigner les opérations de chirurgie. »

« ART. 21ᵉ. Défendons aux professeurs de dispenser qui que ce soit de l'exécution des statuts et règlemens, et de donner des attestations d'études qui ne soient véritables, à peine contre lesdits professeurs, de privation de leurs chaires ; et contre ceux qui se serviraient de ces sortes de dispenses, d'être déchus de leurs degrés. »

« Art. 14e. Tous ceux qui voudront prendre des degrés, seront tenus de subir à chacune des trois années d'études, un examen de deux heures au moins sur les parties de la médecine, qui leur auront été enseignées pendant le cours de l'année. Dans le troisième desdits examens, ils répondront sur toutes les leçons qu'ils auront prises pendant le cours entier de leurs études de médecine ; et s'ils sont trouvés capables dans lesdits trois examens, ils soutiendront publiquement un acte pendant trois heures au moins, après lequel ils seront reçus bacheliers. Voulons que trois mois après ils subissent un dernier examen sur la matière médicinale, après lequel ils soutiendront un second acte public pendant quatre heures au moins, pour être admis ensuite au degré de licencié : le tout s'ils sont jugés dignes desdits degrés de baccalauréat et de licence, à la pluralité des suffrages : outre lesquels actes, ceux qui voudront être reçus docteurs, seront obligés d'en soutenir un troisième pendant cinq heures au moins, sur toutes les parties de la médecine, lequel acte ils pourront soutenir dès qu'ils seront reçus licenciés, sans être tenus d'observer aucun interstice, à moins qu'il n'y en ait d'établi entre lesdits degrés de licencié et de docteur par les statuts des facultés, où ils se feront recevoir docteurs. » Ouvrage cité, t. III, p. 86.

« Art. 13e. Nul ne pourra être reçu à s'inscrire sur les registres de la Faculté de médecine, qu'auparavant il n'ait représenté et fait enregistrer dans lesdits registres les attestations d'étude de philosophie, pendant deux ans dans une des universités de notre royaume; lesquelles attestations seront certifiées par le recteur desdites universités, et légalisées par les juges des lieux, le tout à peine de nullité. »

Les études anciennes n'étaient donc pas si mauvaises qu'on veut bien nous les représenter!

Et qu'étaient-elles enfin ces études de philosophie, faibles ou fortes? On va en juger par cette suscription d'un prix accordé à un jeune lauréat à cette époque, que les novateurs s'efforcent de flétrir d'un injuste mépris. J'ai entre les mains deux exemplaires des tomes VII et VIII des œuvres d'Hippocrate et de Galien, in-folio, à la tête desquels se trouve la note que je transcris.

*Anno domini MDCCXXVIII, die verò 20 augusti, quo die collegium Dormano-Bellovacum, ab eminentissimo cardinali de Dormano, necnon sanctæ memoriæ episcopo bellovacensi et Galliæ cancellario institutum, et amplissimo senatu parisiensi administratum, athletas suos solemni ritu et magno omnium ordinum concursu ac plausu coronavit; ingenuus adolescens Ludovicus Antonius Blondel, in rhetoricâ scholâ auditor veteranus, secundum memoriæ præmium meritus et consecutus est. In cujus rei fidem ego, collegii primarius, subscripsi die et anno supra dictis.*

COFFIN.

(*Operum Hippocratis Coï et Galeni Pergameni, medicorum omnium principum*, *t.* VIII. *Lutetiæ Parisiorum*, 1628.)

On ne s'avisait donc pas de persécuter ceux qui étudiaient Hippocrate, puisque c'était l'université qui en faisait distribuer des exemplaires aux lauréats ! Mais le conseil de santé des armées n'a-t-il pas suivi cet exemple, en adoptant la nouvelle traduction française des œuvres d'Hippocrate, avec le texte grec en regard, que S. E. le ministre de la guerre a fait distribuer en prix d'instruction dans les hôpitaux militaires depuis 1816?

Mais l'édit irrévocable de François Ier et les lettres patentes de Charles IX n'ont pas cessé d'être en vigueur pour le collége royal de France; et lorsque la *Revue encyclopédique* du mois de novembre 1828, essaie de nous persuader que la langue grecque n'a point été cultivée en France, c'est absolument avancer un fait insoutenable. Nous savons tous que Bosquillon et Hallé expliquaient encore en 1815 et 1820, au collége royal de France, les *Aphorismes*, les *Prognostics*, les 1er et 3e livres des *Épidémiques* d'Hippocrate; il ne s'agit que d'ouvrir un annuaire médical pour s'en assurer. Toutefois, l'on me fait la grâce de m'attribuer de vouloir faire créer une nouvelle chaire de médecine grecque qui n'aurait jamais existé; on reconnaît que j'ai des titres qui méritent d'être pris en considération. Je suis inscrit sur l'ancienne liste des membres correspondans de l'ancienne société de l'École de médecine de Paris; d'autres collègues font partie de la même liste : mais, en 1820, on réorganise la nouvelle Académie royale de médecine, et en 1823 on réorganise la nouvelle Faculté de médecine; et parmi mes collègues, je suis le seul excepté. M. de Corbière refuse alors, contre le droit commun, de satisfaire à mes justes réclamations; il fait exception de mes titres pour ne pas exécuter les lois et ordonnances. Le Roi a daigné accepter la dédicace de la traduction française d'Hippocrate; deux ordonnances royales précitées font connaître au monde savant, tous ceux de mes compatriotes qui ont eu des droits aux honneurs et récompenses du gouvernement; moi seul je suis excepté, parce que j'ai parcouru une carrière longue et pénible. Il y a plus; le titre qu'une société savante m'avait décerné pour prix de mes premiers efforts m'est non pas contesté, mais rayé ; et tandis que je reçois le titre de citoyen dans une ville étrangère, mon nom est soustrait de la liste de mes collègues aux yeux du Roi; tous, portés sur la même liste, sont élus membres de l'Académie royale ou de la Faculté de médecine, et moi seul je suis privé de l'honorable appui de Sa Majesté, par la suppression d'un titre primitivement accordé en 1808, et de ceux des académies qui m'ont reçu en 1818. Mais mon premier titre me donnait le droit d'être élu à mon tour associé, adjoint, résident de la société de MM. les professeurs de l'École de médecine de Paris. Aucune loi ni acte ne peuvent autoriser à effacer un citoyen de la liste de ses collègues, et à le frapper de nullité pour lui ravir l'honorable prérogative d'avoir été jugé par une société célèbre, qui l'a élu au nombre de ses correspondans. Ce titre est une propriété qui attire la considération personnelle, par laquelle on arrive à la fortune et aux emplois publics. Aucun jugement n'a infirmé celui qui a été porté sur mes traductions : j'en donne ici une copie ; il est imprimé à la tête de mon premier ouvrage, comme une preuve authentique de la vérité des faits. Il en serait résulté ainsi pour moi seul, une exclusion dans l'âge mûr ; mais j'en appelle ici à la justice de mes concitoyens. M. le comte de Corbière a fait une réserve spéciale de mes droits et de mes titres, pour une chaire d'Hippocrate, tandis que des lois et ordonnances ont été transgressées, en supposant, comme il l'a fait, ainsi que quelques médecins, que jamais une chaire de médecine grecque n'aurait existé en France. Depuis lors, des honneurs et récompenses du gouvernement ont été accordés à tous mes collègues ; moi seul je suis frappé de nullité, condamné, par la suppression indigne ou présumée telle, d'un titre honorable que j'ai mérité d'obtenir par un travail approuvé du consentement unanime de la société la plus célèbre, dans la capitale. Je suis exclus et persécuté sur la seule intention supposée de vouloir faire créer pour moi une chaire d'Hippocrate, soit à la Faculté de médecine, soit au Collége royal de France, tandis que celles qui y sont érigées effectivement par une loi non abrogée et par des ordonnances de nos rois, n'y sont pas gérées suivant les statuts et règlemens desdits établissemens! Cette persécution, dirigée contre moi seul, m'a attiré la haine, quoique j'aie tout fait pour relever l'institution.

Je dois, en terminant ce long ouvrage, payer un juste tribut d'éloges et de reconnaissance à la mémoire de feu le professeur Chaussier, dont la science déplore la perte récente. Par son inaltérable amitié et par l'honorable concours du talent d'un autre maître non moins célèbre, M. Gail, professeur de littérature grecque, j'ai acquis la connaissance de la science médicale et de la langue grecque. Je me plais à consigner ici le faible hommage de ma vénération et de ma gratitude. C'est aussi aux leçons de feu Bosquillon et de l'illustre baron Portal, de Corvisart et Hallé, que je puisai au collége royal de France, ce goût de la médecine hippocratique et des lettres grecques, que certes personne n'est en droit de me reprocher. Plein de vénération pour ces honorables maîtres, j'ai parcouru une carrière difficile, dont plusieurs de mes collègues me disputèrent l'honneur avec une persévérance que je ne voulus pas leur céder. Ceux qui chérissent les bonnes études, m'envieront peut-être le faible mérite d'en espérer la récompense; tous, du moins, ou presque tous mes collègues se sont avancés rapidement dans les honneurs; il n'est personne d'entre eux néanmoins qui ait cherché à rétablir plus que moi l'enseignement hippocratique. Persuadé comme je le suis, qu'il ne faut pas se décourager quand on veut parvenir à faire aimer la vérité, j'y ai persévéré. Le gouvernement du Roi s'est associé à moi, pour la publication des œuvres du père de la médecine. Des encouragemens m'ont été accordés : toutefois, combien de sacrifices les plus pénibles n'ai-je pas dû y ajouter durant toutes les difficultés des temps où nous avons vécu ! Les affaires politiques ont occupé les cent bouches de la Renommée, et tout ce qui n'a point pris cette couleur a langui. Il est telle production en ce genre, recherchée avec fureur, proclamée avec enthousiasme dans nos journaux qui font et défont les réputations, tandis que les ouvrages les plus utiles, les entreprises les plus sérieuses sont demeurées dans l'oubli, voire même les institutions sur lesquelles cette dangereuse polémique a rejailli. Ainsi, comme nous l'avons démontré, nous avons deux chaires d'*Hippocrate* qui ne sont pas remplies, et j'explique pourquoi une édition grecque des œuvres de ce père de la médecine, est une affaire moins sérieuse en France, que d'autres ouvrages bien moins importans.

Comment pourrais-je sans ingratitude ne pas nommer ici M. le docteur Kuhn, mon digne ami, professeur de chirurgie en l'université de Leipsick, auteur de la nouvelle édition des *Médecins grecs?* Cet excellent homme m'a fait connaître par sa correspondance, toute la douceur et le charme que l'orateur romain a attachés à ses *Tusculanes*. C'est en effet ainsi que j'ai pu apprendre combien le commerce des lettres resserre les liens de l'amitié ; combien les sentimens s'épurent, les distances s'effacent, les sympathies parlent, et les cœurs s'entendent! Les distinctions honorables qui m'ont été accordées par ce savant, de concert avec MM. ses collègues, m'ont été un encouragement précieux. Puisse la voix de la reconnaissance, non m'acquitter envers tous, car ce serait impossible; mais les dédommager des imperfections de mon travail, qui est enfin terminé! J'adresse aussi en particulier mes remercîmens à MM. les académiciens d'Iena, qui, ainsi que leurs collègues de Leipsick, m'ont fait l'insigne honneur de m'inscrire au nombre de leurs correspondans. O vous! mes concitoyens, qui m'avez aussi nommé de votre académie dans ma ville natale, j'ai commencé par vous faire hommage de mes ouvrages, et vous les avez accueillis sous l'honorable recommandation du suffrage le plus auguste! Mais vous qui m'avez encouragé dans l'âge mûr par votre douce amitié, je ne puis vous nommer tous, recevez l'expression sincère de tous mes vœux pour une longue prospérité. J'ai un fils; vous connaissez, vous, ce que le cœur humain se doit à lui-même; vous savez qu'il n'est pas de peines insupportables, qui ne soient adoucies par l'amitié.

La vérité m'impose enfin le devoir de faire cette déclaration, qui doit mettre les lecteurs en état de connaître mes sentimens, n'ayant pu encore en parler avec autant de conviction, depuis que j'ai mis au jour mes autres écrits. Le puissant secours que j'ai reçu de la divine Providence, dans un moment où ma vie était en danger, m'a fait que corroborer les grandes obligations que je déclare devoir à son intercession toute divine. Il était juste, il était nécessaire qu'à la fin de mes travaux, je rendisse publiquement hommage à Dieu, qui m'a aidé miraculeusement. Je plains sincèrement ceux qui croient ne devoir rien attendre que de leurs propres forces et de la licence des mœurs, ajoutant le scandaleux récit de leur vie dans leurs écrits. Ah! combien leur cynisme révoltant ne nous pénètre-t-il pas d'effroi et de douleur, quand nous voyons la génération actuelle exposée à tous les travers de l'imagination, et aux divagations où l'exposent les libellistes, les pamphlétaires, les chansonniers, les sophistes, qui ne travaillent qu'à saper par les bases l'édifice de la société! Je dois tenir ce langage aux jeunes médecins pour les détourner des sources impures du matérialisme. Pour moi, prenant pour modèle le célèbre Hippocrate et son célèbre commentateur, le philosophe de Pergame, il ne serait pas juste que je m'éloignasse de leurs sentimens respectueux envers la Divinité, surtout dans un travail consacré à la science la plus utile à l'humanité. Il ne serait pas juste enfin que la divine Providence, qui veille sur le genre humain, n'y fût pas intervenue pour y avoir la meilleure part, en sorte que je puis affirmer sans exagération avec Galien : « Dieu m'a commandé, et moi j'ai obéi ; aucune gloire ne m'appartient ; la Providence a tout fait : que le monde l'apprenne enfin, car si des tribulations de tous genres m'ont accablé, elles ne m'ont pas du moins détourné de suivre le chemin de l'honneur et d'y persévérer. »

JE CITE EN LATIN LE PASSAGE DE GALIEN.

*Deus autem aliquis, ut dixi, primam mihi imposuit scriptionem, testisque mihi ille ipse fuerit, meipsius obscuritatem subterfugisse. Testis etiam est, me non hic modò, verùm etiam in multis aliis horum commentariorum locis spontè nonnullas demonstrationes omisisse aut astronomiæ, aut geometriæ, aut musicæ, aut alterius cujusdam logicæ speculationis, ne medici libros meos penitùs aversarentur.*

*De usu partium corporis humani*, *liber X. Ex operibus Galen.* in-8, *græcè et latinè*, vol. III, p. 837.

# RAPPORT

## DE LA SOCIÉTÉ DES PROFESSEURS DE L'ÉCOLE DE MÉDECINE DE PARIS.

Séance du jeudi 9 juin 1808.

L'ouvrage que M. De Mercy a soumis au jugement de la Société, et qu'il a intitulé Συνοψις πυρετων, *Conspectus febrium*, *Synopsis des fièvres*, est, ainsi que l'indique le titre, en partie grec, latin, français. Il est spécialement destiné à servir de texte à des cours particuliers, que l'auteur se propose de faire en faveur des étudians en médecine, qui voudront en même temps apprendre la langue grecque. La connaissance de cette langue est trop importante au médecin, pour ne pas chercher tous les moyens propres à en faciliter l'étude, à la rendre familière. Non-seulement elle nous a fourni un grand nombre de dénominations, qui, malgré les révolutions successives des systèmes, se sont conservées dans l'étude à la pratique de l'art, mais encore les ouvrages des médecins grecs sont une mine féconde de richesses que l'on ne parcourt jamais, sans en tirer quelques avantages.

Le plan que M. De Mercy a suivi dans son ouvrage est simple, facile, et bien propre au but qu'il se propose. Au lieu de se borner à la méthode ordinaire que l'on suit dans les grammaires grecques, l'auteur a rassemblé les divers cas ou observations d'Hippocrate, qui sont relatifs aux fièvres. A l'exemple de Lhomond et de quelques autres grammairiens, il a placé sous le texte grec, la version littérale, interlinéaire en latin et en français. A la suite des observations, chaque mot grec est rappelé, expliqué; non-seulement l'auteur en indique le genre selon la concordance et la syntaxe grammaticales, mais encore il fait connaître les divers composés ou dérivés que les mots ont fournis.

Pour répandre plus de clarté et d'intérêt dans le travail, l'auteur a adopté la classification nosologique de notre collègue M. Pinel. Ainsi, après avoir exposé l'ordre des fièvres angioténiques, il passe aux autres ordres, et rapporte à chaque genre, les cas qui ont été décrits par Hippocrate, dans ses livres 1er et 3e des Épidémies. Tel est le plan de l'ouvrage de M. De Mercy. L'examen que nous avons fait des feuilles imprimées et de celles qui restent à imprimer, nous a fait reconnaître que rien n'y était négligé. L'interprétation est exacte, conforme au texte grec ; les notes de médecine et les interprétations grammaticales sont claires, précises; enfin cet ouvrage, qui manquait entièrement à l'instruction médicale, nous a paru bien propre à faciliter l'étude de la médecine et de la langue grecque.

Nous proposons à la Société d'accorder son approbation à cet ouvrage, de le recommander aux étudians en médecine, et, pour récompenser l'auteur des peines que lui a causées un travail long, pénible, minutieux, qui n'est point fait pour les savans, mais qui peut contribuer à en former, nous proposons à la Société *d'inscrire*

*M. De Mercy sur la liste de ses correspondans.*

*Signé*, CHAUSSIER, HALLÉ,
professeurs de l'École,

Et LAENNEC, membre de la Société.

La Société approuve le rapport et en adopte les conclusions.

*Certifié conforme à l'original,*

A Paris le 22 juin 1808.

*Le secrétaire par intérim,*

C. DUMÉRIL.

# AVIS AU LECTEUR.

Au moment où S. E. le ministre de l'intérieur a fait un appel à tous les médecins de la capitale, pour s'éclairer de leurs lumières sur l'enseignement de l'art le plus noble et le plus utile à l'humanité, l'auteur de cet ouvrage aurait craint de ne pas répondre aux intentions bienveillantes de son excellence, s'il n'eût présenté un résumé historique de la cause hippocratique, non dans des vues d'intérêt personnel, mais dans le but de la science elle-même. Les renseignemens ci-inclus, sont les fruits de longs travaux entrepris sous les yeux des maîtres les plus célèbres et recueillis sans passion, mais vivifiés par le zèle et l'amour de la vérité, qui excuseraient déjà l'auteur de s'être exprimé avec chaleur dans une affaire qui, si elle se fût bornée à lui seul, ne serait qu'une exception individuelle.

Toutefois, joignant l'exemple au précepte, ce ne sont ni des systèmes ni des utopies que l'on trouvera dans ce nouveau mémoire, mais une foule de faits patens, classés en quelque sorte suivant leur date, d'après les actes même les plus authentiques, qui peuvent être vérifiés, sur l'invitation même de LL. EE. les ministres de l'intérieur et de l'instruction publique. Il ne paraîtra pas du tout surprenant, de voir à la tête de cette nouvelle traduction des sentences du père de la médecine, la défense de sa propre cause ; car si la doctrine médicale actuelle pouvait s'être enrichie des meilleurs traités, sans que le père de la médecine y ait eu aucune part, il est certain que le zèle de son interprète pourrait paraître peut-être prématuré. Mais puisqu'il s'agit d'une nouvelle loi sur l'enseignement de l'art médical, dont les médecins semblent vouloir exclure Hippocrate, ne s'apercevant pas qu'il faut auparavant proscrire leur concitoyen et collègue, dans la défense même de la cause hippocratique, quoique par une exception contraire aux lois et édits royaux ; ces médecins, dis-je, ne pourraient se dispenser d'entrer en lice pour donner à leur tour une garantie de leur doctrine. Car s'ils s'y refusent, en ne se fixant à aucune autorité, il est déjà bien facile de juger par ces prémices, à quels déplorables excès les innovations les porteraient plus tard par zèle à abroger entièrement l'enseignement des vrais principes de l'art de guérir.

Un soi-disant auteur a voulu tenter la périlleuse entreprise de refaire la traduction française des œuvres complètes d'Hippocrate, avec le texte grec et une traduction latine, grand in-8° à trois colonnes en regard. Pour engager sans doute ses lecteurs à mieux apprécier le zèle et le talent qui l'ont dirigé, dans une longue introduction sur la vie et les œuvres attribuées à notre célèbre auteur, on voit, par le plus étrange caprice, un médecin s'attribuer tous les éloges que j'ai reçus ; déclarer de sa pleine science et autorité privée, quoiqu'il n'eût jamais rien écrit, qui ait le moindre rapport à cette branche d'instruction très-difficile ; on voit, dis-je, un médecin déclarer au monde savant « que toutes les traductions ont été faites à la hâte sur des éditions grecques incomplètes, ou même sur des versions latines inexactes, par des personnes étrangères à l'art ou fort peu versées dans l'exercice de la médecine. »

Cette singulière et burlesque déclaration a excité le blâme général des savans professeurs cités par le soi-disant auteur, et l'un d'eux, feu M. Chaussier, qui avait été cité, me pria d'entreprendre la critique de cet essai, surtout contraire à la saine instruction. Ce fut à ce sujet, que j'eus l'honneur de dédier mon mémoire sur l'éducation classique des jeunes médecins, à ce célèbre professeur, mon ancien maître et mon ami, dont la mort récente a contristé tous les médecins érudits, et qui avait été, comme l'on sait, un des plus zélés propagateurs de la doctrine d'Hippocrate. Mon mémoire s'ouvre donc par la transcription des lettres patentes du roi Charles IX, pour leur exécution légale, relativement à la chaire de médecine grecque du collége royal de France, en confirmation de l'édit royal perpétuel et irrévocable de François I^er, fondateur dudit collége. Cet édit a été imprimé en tête de mon mémoire au roi, pour la conservation de cette institution vraiment classique. J'ai dû être d'autant plus fondé à persister dans mes justes réclamations, que des fautes sans nombre fourmillent dans les textes grec et latin, et dans la traduction française du soi-disant auteur, qui prétend avoir surpassé tous ses devanciers par ses profondes connaissances dans la langue grecque. Toutefois j'ai pris le sage parti de juger son ouvrage, auquel j'ai ajouté six *errata* pour les deux premiers traités déjà publiés; en me conformant au vœu de l'aristarque moderne, qui a déclaré dans sa préface ou introduction, avoir retouché sa traduction française, depuis 1810, qui devait paraître, dit-il, beaucoup plus tôt, si des affaires de librairie n'en eussent empêché la publication; ajoutant, page lij de la notice sur les œuvres attribuées à Hippocrate, qu'il recevrait toujours avec reconnaissance les observations qui lui seraient faites, pour l'amélioration de son ouvrage. Quoi qu'il en soit, cette traduction si vantée, depuis si long-temps attendue, comme le dit son auteur, p. lx, n'a point rempli le but qu'il s'était proposé. Par déférence pour la science elle-même, je me suis borné à une simple critique littéraire, pour ne pas pousser trop loin mes droits ; car je pouvais attaquer le soi-disant éditeur du texte grec, en plagiat; puisque c'est moi qui ai entrepris ce travail dans les manuscrits de la Bibliothèque royale en 1811; et que celui qui m'a copié, comme Sosie, s'est attribué le prix de mes recherches en 1826.

Mais je répéterai ici ce que j'ai dit dans ma seconde lettre à M. Chaussier, page 19 : « Vous n'avez point oublié, mon très-honoré maître, que déjà en 1804 vous fîtes l'accueil le plus distingué à un autre docteur, qui a commencé sa carrière sous vos auspices ; et comme il faut avant tout avoir étudié le grec pour devenir traducteur des œuvres d'Hippocrate, et avoir fourni des gages qui puissent au moins rendre croyable celui qui affirme avoir acquis déjà une connaissance suffisante de la langue grecque ; moi, qui ai fréquenté les hellénistes et les médecins les plus érudits de notre époque, je cherche vainement à me rappeler le nom de l'éditeur, et à l'avoir entendu citer par les célèbres professeurs, qui même ne l'ont jamais désigné dans leurs ouvrages ; d'où il nous est bien permis de croire que c'est la première fois qu'apparaît ce phénomène sur la scène du monde savant et médical : tel que celui d'un auteur qui tout à coup, dès son début, nous parle en maître en plusieurs langues. Je me suis contenté d'inviter le soi-disant traducteur à bien méditer ce précepte d'Horace :

*Sumite materiam vestris, qui scribitis æquam,*
*Viribus et versate diù, quid ferre recusent,*
*Quid, valeant humeri?*

Il me serait peut-être facile d'invoquer le souvenir honorable des professeurs célèbres de l'école de médecine et du collége royal de France, dont le soi-disant éditeur de deux traités d'Hippocrate a bien voulu s'honorer lui-même; toutefois je ne crois pas qu'aucun professeur ancien ou nouveau voulût essayer de réfuter la critique que j'ai faite de la nouvelle édition grecque-latine-française des œuvres de ce père de la médecine, et laquelle, je le répète, fourmille de fautes et de contresens, et sous ce dernier rapport est excellente pour servir de comparaison à un professeur instruit, afin de lui faire apercevoir toutes les imperfections dont il ne voudrait pas lui-même se charger, envers ses auditeurs ou ses lecteurs. Comme je l'affirme encore ici, on reconnaît plus que jamais, par la lecture du texte de ces deux traités d'Hippocrate, combien l'étude du grec est difficile, et de quel prix elle doit être surtout au jugement des hommes érudits. Les savans étrangers ne pourraient qu'être témoins d'une prodigieuse ignorance, s'ils avaient devant les yeux des éditions grecques aussi imparfaites. Fort heureusement que les hellénistes ne nous manquent pas en France ; mais il faut aussi ne pas oublier de comprendre la lecture des pères de la médecine au nombre des connaissances qui doivent surtout entrer dans le plan de l'éducation classique des jeunes médecins. Car ceux-ci suivent assidument avec zèle et amour de leur art, les cours publics de la Faculté de médecine et du collége royal de France ; ils doivent y voir cultiver avec honneur cette branche d'instruction, qui leur manque absolument. Espérons donc que le gouvernement du roi, ami des sciences et des lettres, ne voudra pas la leur refuser.

---

RÉPONSE DE M. CHAUSSIER A L'AUTEUR DU PRÉSENT MÉMOIRE.

Monsieur et honoré confrère,

J'ai lu avec intérêt les deux lettres que vous m'avez adressées, et je suis persuadé qu'elles seront également bien accueillies par le public.

Recevez, je vous prie, l'assurance de tous mes sentimens.

Paris, ce 10 septembre 1827.

CHAUSSIER.

## DU DANGER

# DES INNOVATIONS

DANS

## L'INSTRUCTION MÉDICALE.

---

Je viens de démontrer qu'un texte incorrect d'Hippocrate, actuellement sous nos yeux, est absolument contraire à la dignité de la science médicale; je vais essayer maintenant de prouver comment la continuation de l'oubli de l'institution hippocratique et le défaut de connaissance de la langue grecque, seraient pour la France une exception peu honorable. En effet, pour qu'un peuple puisse prétendre à l'illustration ou à la suprématie de la civilisation moderne, il ne faut pas qu'il se singularise par des innovations contraires à tous les usages consacrés chez les autres peuples; il ne faut pas, quand on ne verrait ici qu'un homme qui soutient une cause juste, le sacrifier au nombre, si ce nombre adopte par caprice ou par abus de pouvoir, des doctrines contraires à tout ce qui existe d'évident et d'utile chez les autres peuples civilisés; il ne faut pas que ce peuple se singularise par la dénégation de ce qu'il y a de plus beau et de plus utile pour tous les hommes; car toutes les sociétés savantes, fussent-elles mille fois plus nombreuses en France et dans la capitale, jamais elles n'effaceraient par des sophismes ou des doctrines insolites, les principes de justice gravés dans le cœur humain, c'est-à-dire ceux que Dieu le premier y a placés avec le droit commun, qui est de ne point faire à autrui ce que nous ne voudrions pas que l'on nous fît à nous-même. Or, je demande par quelle voie de justice on prétend justifier des actes aussi répréhensibles que ceux par lesquels je suis exclus, uniquement parce que je soutiens une doctrine reçue comme un bienfait pour le genre humain, et vénérée de tous les peuples civilisés. Je demande comment les savans de notre époque peuvent s'intituler les régens de la civilisation moderne, en commençant par refuser de rendre la justice commune à un de leurs compatriotes, tandis que ce sont les étrangers qui eux-mêmes traitent mieux un Français que ne le font les Français eux-mêmes. Mais par quels moyens vient-on accabler celui qui seul résiste au torrent des innovations? Par un silence injurieux à l'instruction publique, par une radiation qui fait honte à la raison, par une dénégation du droit d'équité, que l'on ne refuse même pas aux plus criminels. Le caprice ou la mode, quels qu'ils soient, ne peuvent même faire exclure de la jouissance du droit commun, les étrangers qui vivent en France; ils y sont admis avec ce tact des convenances, avec ce choix d'égards, avec cette bienveillance toute particulière qui sied si bien au caractère français: pourquoi? Parce qu'il ne s'agit ici que de générosité ou de protection contre le nombre. En effet, la force ne serait ici qu'absurde pour expulser un étranger isolé au milieu de la capitale; à plus forte raison est-il bien plus odieux d'exclure un Français du droit commun par les actes les plus injustes, et qui sont tolérés, et semblent se justifier par d'autres encore plus injustes, au point de combler un abîme par un abîme. C'est là la cruelle injustice que je signale à mes compatriotes. La question n'est pas ici relative aux individus, mais au droit commun : la jouissance de ce droit, bien qu'elle m'ait été garantie, n'est point une tentative à mon profit ; il ne s'agit pas, dis-je, de créer pour moi une institution, mais de la participation réelle aux bienfaits de cette institution ; car si, par une distinction captieuse, l'on voulait faire peser sur les individus la responsabilité des dépenses, qu'entraînent les établissemens publics, consacrés à l'enseignement, où serait la générosité du prince ? Et si, en outre, on voulait imposer les professeurs au lieu de leur payer des honoraires, les vexer et les persécuter au lieu de les récompenser, il n'y a pas, dis-je, de pays où la jouissance de pareils droits, sous une semblable responsabilité, ne passerait pour une dérision amère et une honteuse déception. Or, c'est avec de pareils précédens que l'on prétend m'avoir accordé, par une décision de l'université, la libre jouissance du droit d'expliquer et commenter les traités d'Hippocrate. Si je réclame une participation égale à celle de mes collègues aux faveurs et récompenses du gouvernement, c'est alors que je suis seul excepté, comme si l'explication des aphorismes d'Hippocrate et du texte qui les représente, ne pourrait plus passer que pour un acte de vandalisme, exercé par celui-là même, qui est en état de le traduire, et ne devrait plus attirer que le mépris et la déconsidération personnelle. Enfin le dévouement pour soutenir cette doctrine ne devant servir qu'à assumer sur son auteur, une responsabilité qui, au milieu d'un peuple civilisé, ne peut plus se juger, non sur des mots ni sur des phrases, mais sur un fait patent, tel que celui de l'explication franche du texte grec, en présence du conseil royal de l'instruction publique ou devant des auditeurs instruits : ici l'exception tout honorable soulève les passions, les amours-propres, les récriminations. Le texte grec d'Hippocrate n'est que de la littérature pour certains d'entre nous, qui ne daignent pas même vouloir abaisser leurs regards jusqu'à l'humble explication des sentences du père de la médecine; les littérateurs, fort savans d'ailleurs, ne jugent qu'imparfaitement des difficultés que renferme ce même texte, purement applicable à une science de faits et de principes au-dessus de leur portée, parce que l'expérience des médecins ne s'acquiert que par des observations faites sur les hommes, et non sur des mots et des phrases. Or, dis-je, cette double alternative devient un sujet ou un prétexte du défaut d'encouragemens; les uns traitant d'essais une traduction d'Hippocrate presque complète, et les autres déclinant l'autorité de ce père de la médecine, se déclarant les plus savans; il y a confusion d'idées et de principes, viol de la justice et du droit commun, appel fait aux passions, et non sentiment de justice, abnégation d'utilité de la doctrine elle-même, et ensuite proscription qui rejaillit simultanément sur celui qui la soutient, de sorte que les chaires légalement fondées pour l'enseignement spécial de cette doctrine, sont suspendues ou détournées de leur véritable but. Mais les édits royaux ne sont pas, du moins, des actes qui appellent le mépris du souverain sur ce genre d'instruction; le changement de principes n'est point sanctionné ici par aucune loi, et celle qui le ferait en proscrivant l'étude du grec et d'Hippocrate serait absurde.

Mais n'y a-t il pas eu une ruine préméditée de l'institution en frappant celui qui est en état de la gérer, en l'effaçant d'abord de la liste honorable de ses collègues, pour le persécuter ensuite avec impunité, et discréditer ainsi l'institution elle-même, tandis que ceux qui ont agi dans leur propre intérêt se sont emparés des chaires, voire même de celle qui existe au collége royal de France, pour l'enseignement spécial de la doctrine d'Hippocrate? En effet, on veut nier l'utilité de l'explication même du texte des œuvres de ce père de la médecine : quel moyen plus certain d'y parvenir, si ce n'est de déconsidérer auprès de l'autorité, celui dont les travaux doivent lui en concilier plus spécialement la bienveillante protection ? Est-ce pour faire respecter l'institution hippocratique, ou pour honorer celui qui est en état de la gérer, que l'université a donné l'ordre à M. le doyen de la Faculté de ne point fournir d'amphithéâtre pour y ouvrir un cours d'Hippocrate ? Quand on commence par frapper d'exhérédation des bontés du souverain, celui qui en a été accueilli, et que plus tard on prononce une exclusion qui laisse percer des soupçons de malveillance, sur qui doit rejaillir une pareille déception ? Mais ensuite lorsqu'on s'en autorise pour lui donner la même sanction qu'à la chose jugée, lorsque c'est au mépris de tout ce qu'il y a d'honnête et d'honorable chez un peuple civilisé, il y aurait de la pusillanimité à ne pas dissiper les moindres doutes sur cette affaire ; car après avoir été dépouillé d'un titre légitime, il ne serait même plus possible d'en faire valoir aucun autre auprès de l'autorité. Ainsi ce serait même un problème difficile à résoudre que l'avantage d'avoir obtenu une voix au collége royal de France, lorsque l'université a pris une décision qui a dû fixer par sa jurisprudence, la confiance qu'il est nécessaire d'ajouter à ses actes ; car du conseil royal de l'instruction publique est venue l'autorisation de professer le cours d'Hippocrate, d'après des preuves authentiques d'instruction qui témoignent d'une capacité reconnue; et c'est au mépris de cette décision que l'on a frappé de nullité même le choix déjà fait par une société célèbre, et que l'on a appelé la persécution sur celui envers qui elle s'est elle-même prononcée le plus favorablement, en l'associant au nombre de ses membres, avant cette décision. Il y a donc eu encore ici le droit de propriété ou de capacité violé.

On voit ainsi qu'indépendamment du défaut d'égards et de convenances sociales, une loi non abrogée et des édits royaux non révoqués ont été transgressés. J'ai donc eu le droit d'émettre cette proposition, que si un peuple se singularise par des innovations contraires à tous les usages reçus chez les peuples civilisés, il ne peut ni ne doit prétendre à l'honneur d'être le premier à la tête de la civilisation, à moins que ceux qui le conduisent, n'abandonnent ces dangereuses idées d'innovations. Or, je dis que la radiation d'un médecin de la liste de ses collègues par ses collègues eux-mêmes, en vertu de la publication même du texte d'Hippocrate, et dont la seule capacité relative à l'explication de ce même texte a entraîné une cause de nullité, aussi contraire au droit commun qu'inexplicable par l'expérience des hommes instruits, chez quelque peuple civilisé de l'Europe que ce soit, est un fait inouï et inconnu chez aucune nation civilisée! J'ai donc démontré que, si des innovations peuvent conduire à enfreindre les lois et les principes, il est constant que nous serions en dehors de la civilisation de tous les peuples, et que, loin de leur commander le respect par nos mœurs et coutumes, nous en serions au contraire blâmés. Que si l'on considère, en frappant un seul homme, que jamais la faute n'en rejaillit que sur l'auteur du délit, s'il n'y a qu'un coupable, on se trompe gravement; car si l'on frappe de nullité celui qui est capable de soutenir par son instruction une doctrine, on ne commet pas seulement un suicide moral, mais on fait aussi table rase des principes, comme ceux qui, en frappant un dernier rejeton d'une illustre origine, et qui croient ne tuer qu'un homme, se rendent coupables aux yeux de toutes les générations, parce qu'ils ont détruit le représentant d'une longue suite d'aïeux, qui forment un faisceau de gloire environnant de son auréole, les premiers qui donnèrent des exemples de vertus, ou qui se firent remarquer par leurs actions héroïques. Si on se targue d'obéir à son siècle, qui foule aux pieds tous les souvenirs de vertus, vu qu'ils ne sont pas nouveaux, il faut se résoudre bientôt à refaire notre histoire sur nouveaux frais, et commencer par déchirer feuillet à feuillet tous nos livres. Alors, en morale comme en religion, dans la politique comme dans les sciences, chacun se croira savant, le dira, et fera imprimer ses pensées comme des merveilles; nous serons alors sans autorités respectables, et l'on verra surgir de toutes les opinions, des innovations et des extravagances, au lieu des règles du goût et des bons modèles. C'est donc pour me conformer aux édits royaux perpétuels et irrévocables de l'illustre fondateur du collége royal et de ses successeurs, que j'ai fait imprimer le texte des œuvres d'Hippocrate, corrigé sur les manuscrits de la Bibliothèque royale, avec notes, variantes, commentaires, analyses et tables. Mais, je le repète, la polémique ouverte dans nos journaux, exclusivement livrés à la politique, a absorbé presque tous les momens des gens du monde, et même des magistrats revêtus des plus hautes fonctions; elle ne leur a pas permis d'appeler l'attention du souverain, même sur les droits de la couronne; car le serment de fidélité devait être exigé du professeur en médecine nommé lecteur royal, de se conformer aux lois et ordonnances du royaume.

Or, pour ne point y déroger, il est tenu d'expliquer et commenter ce même texte des œuvres d'Hippocrate, que j'ai mis au jour, en y consacrant mes veilles et mes moyens pécuniaires. Mais dès que l'administration ravit au roi la prérogative royale, le serment devient inutile, et une décision ministérielle fait alors tomber abusivement dans le domaine de l'administration, un établissement royal. Voilà ce qui a été fait dans ces derniers temps pour deux professeurs, nommés au choix de l'ancien ministre de l'intérieur, au lieu de l'être au choix de Sa Majesté. Ainsi, d'après ce système, la décision ministérielle a prévalu sur une ordonnance royale, et si cela est de règle maintenant pour les autres chaires du collége royal de France, on sera dispensé à l'avenir de donner le nom de royal à l'établissement le plus célèbre en Europe, fondé par la munificence du roi le plus chevaleresque, le plus généreux, le plus connu par son amour pour les lettres, et dont les intentions et la volonté royales sont ainsi transformées d'une manière indéfinie, en déni de la fondation royale par le viol d'actes irrévocables, et en concessions arbitraires et de bon plaisir, qui se renouvelleront à chaque mutation de professeur ou changement de ministre. On variera ainsi de règles et de principes ; on pourra plus tard abolir par une simple décision l'établissement royal en totalité, comme il a plu à M. de Corbière de substituer aux édits royaux et arrêts du parlement sa propre décision ; car elle est insérée sous ce titre dans les tables du *Moniteur* en 1827, tandis que la nomination du professeur en médecine et lecteur royal, pour être légitime, devait être faite par le roi et en vertu d'une ordonnance insérée au *Bulletin des lois*. En un mot, le ministre pourra remplacer un professeur par un autre, le dispenser de l'étude du grec ou du latin, ce qui deviendrait ensuite tellement abusif, qu'il pourrait supprimer définitivement la chaire de médecine grecque du collége royal de France, comme n'étant qu'un double emploi des autres chaires de médecine ou une sinécure, tandis que cette institution forte oblige les médecins à acquérir la connaissance de la langue grecque, et à expliquer le texte des œuvres du père de la médecine. En effet, c'est ici le but essentiel de l'établissement de la chaire de médecine du collége royal de France : les lettres patentes de François I^er de 1545, et celles de Charles IX de 1566, en font foi ; leur inexécution est un déni de justice et de l'autorité royale.

Un autre inconvénient très-grave de cette transition d'un genre d'enseignement à un autre, selon le bon plaisir d'un professeur, est le défaut de juges, entre ceux qui font des innovations dans l'art de guérir et ceux qui défendent chacun leur doctrine, sans qu'il soit possible de pouvoir faire connaître la vérité par l'explication même des traités d'Hippocrate aux jeunes gens, qui ne jurent que sur la foi de leurs maîtres. Or, les écrits du philosophe de Cos ne méritent-ils plus d'être commentés publiquement comme ceux de Platon, de Xénophon, de Cicéron ? Comment peut-on concevoir cette grande lacune, quand le moindre des auteurs modernes, se proclame plus savant qu'Hippocrate, et surtout qu'on le lui dit? La connaissance des écrits de ce père de la médecine, ne s'apprend pas dans des disputes de mots, ni dans des discussions orageuses; il faut du temps et de l'expérience pour vérifier ses principes, qui sont le fruit des observations de plusieurs siècles. L'oracle de Cos n'a même fait que les rassembler pour en former un corps de doctrine et de morale : cette partie surtout est entièrement négligée dans nos livres modernes. Toutefois les beaux préceptes du philosophe de Cos, sont éminemment nécessaires pour guider honorablement les médecins dans la pratique médicale. Leur explication ou démonstration mériterait seule de fixer l'attention des législateurs pour l'établissement d'une chaire d'Hippocrate, quand bien même ils n'y auraient pas déjà pourvu dès la création des écoles de santé. Car ils y fondèrent ce genre d'enseignement : il ne faut que lire les anciens programmes de l'école de santé. En un mot, il y a si peu de justice dans la manière de procéder, relativement à la partialité avec laquelle on soutient ses opinions de préférence à la vraie doctrine, qu'un auteur moderne a condamné récemment *ex cathedrâ*, la *Nosographie* du docteur Pinel, qu'il avait adoptée quelques années auparavant, tandis que ce célèbre professeur avait lui-même condamné toutes les méthodes de nosologie qui ont précédé la sienne ; il ne faut que lire l'article ANALYSE du *Dictionnaire des sciences médicales*, t. VI. Enfin il a fait mention d'une chaire qu'il a désignée sous le nom de *cas rares*, quoique ce fût réellement celle d'Hippocrate, que les programmes de la Faculté ont annoncée pendant plusieurs années. Mais il arrivera de même, si on n'y prend garde, que l'étude du grec et l'explication du texte d'Hippocrate, qui en est la conséquence directe, seront des cas si rares, qu'il n'y en aura plus de vestiges dans l'enseignement des principes d'une science de faits et d'observations, et qui doit surtout être à l'abri des innovations. Car le danger de remettre en question des choses jugées, comme je l'ai prouvé dans cette préface, ne trompe pas seulement l'esprit, mais détruit des générations. Cent trente-deux mille personnes sont moissonnées par la faux de la mort, depuis le moment même où l'on mettait déjà en discussion les doutes sur la contagion! Je le dis et le répète, malheur, oui, malheur aux peuples civilisés chez lesquels les vrais principes respectés de toutes les nations sont abrogés pour des innovations! En un mot, quant à la suppression illégale d'une chaire d'Hippocrate créée dans la capitale de la France, je le répète, malheur, oui, malheur à la médecine si cette suppression n'est point abrogée! C'est un crime de lèse-instruction et de lèse-humanité que je signale au monde savant, et surtout à mes compatriotes.

Quelques médecins isolés m'ont frappé de nullité à huis clos, dans le cabinet de M. de Corbière, ancien ministre de l'intérieur, en se mettant au-dessus de la confiance que l'on doit ajouter au rapport de l'ancienne société des professeurs de l'école de Médecine, et du jugement porté sur l'utilité des travaux que j'ai entrepris, de l'aveu de l'ancienne Faculté de médecine de Paris. Le président feu Chaussier a dressé lui-même le plan de ces travaux, et un mois avant sa mort, il a fait écrire sous sa dictée deux lettres qu'il a signées de sa main défaillante, et dont il m'a rendu porteur auprès de M. le baron Cuvier, 1^er^ et 22 mai 1828. J'ai conservé une copie de ces lettres, écrites par M. le docteur Dumas. Enfin mon excellent ami et professeur M. Gail m'a proposé encore, avant sa grave maladie, de certifier qu'il lui fut rendu compte par M. Chaussier, avec une grande effusion d'amitié, de tout le prix qu'il attachait à mes travaux, dont il voulait avoir l'honneur, pour m'avoir encouragé le premier, comme président de l'ancienne société des professeurs de l'école de médecine, et encore comme président de l'ancienne Faculté. J'explique ainsi l'origine des deux titres honorifiques, qui me furent accordés par ces deux corporations savantes, qui me firent l'honneur, en 1808 et 1811, de m'attacher à elles, avec l'indication des travaux que je devais entreprendre ; travaux que j'ai continués, en les dédiant ensuite au Roi, et à l'expiration desquels, au bout de vingt ans, après avoir rassemblé en corps de doctrine et de morale, plus de vingt traités du père de la médecine, que j'ai traduits dans notre idiome national en faveur des médecins français, et que j'ai accolés au texte grec, revisé sur les manuscrits de la Bibliothèque du Roi, je suis, à la fin de ma carrière, pour toute récompense, frappé de nullité. Enfin une chaire de médecine grecque vient à vaquer au collége royal de France ; les édits royaux de 1545, de l'illustre fondateur François Ier, de glorieuse mémoire et père des lettres, et les lettres patentes de 1566, de Charles IX, sont complétement mis en oubli. Le ministre de l'intérieur, M. de Corbière, sur la présentation de son collègue, M. de Frayssinous, ministre de l'instruction publique, dispense les candidats au professorat, de la connaissance de la langue grecque, sans laquelle cette institution n'existerait pas, et de fait il nomme un professeur sur sa propre décision, et passe outre, ainsi que son collègue, sur l'ordre même du roi, qui m'est transmis par S. E. le premier gentilhomme, avant la nomination à ladite chaire; et en réponse audit mémoire et au renvoi qui en est fait par Sa Majesté, S. E. le ministre de l'instruction publique, Mgr l'évêque d'Hermopolis, présente son candidat à S. E. le ministre de l'intérieur; et voilà comme chacun sait comment le professeur a été nommé lecteur royal, sans avoir de sa vie expliqué, non-seulement un seul aphorisme d'Hippocrate sur le texte grec ou latin, mais encore sans avoir publié ou traduit jamais un seul traité des œuvres du père de la médecine. Or, indépendamment de cette exemption, il est encore dispensé d'en donner la lecture et l'explication, que sa place lui impose; il reçoit de gros appointemens du Roi pour être lecteur royal, n'ayant jamais donné aucun gage quelconque dans la langue d'Hippocrate, de Galien, d'Arétée ou des autres pères de la médecine; enfin il est nommé sans la participation de

Sa Majesté, sur la simple décision du ministre de l'intérieur, et dispensé par cette médiation, et au nom du ministre de l'instruction publique, de la connaissance de la langue grecque, nécessaire pour la lecture et l'explication du texte des œuvres d'Hippocrate. C'est, au contraire, celui qui a acquis légitimement cette double connaissance, à la fois médicale et littéraire, que ses collègues ont forcé d'abdiquer ses titres obtenus. On veut le réduire à l'état de simple littérateur, parce que le feu Roi lui a témoigné le plus grand intérêt, et l'a admis à l'insigne honneur de pouvoir faire agréer ses œuvres littéraires à Sa Majesté. Mais le roi n'a pas eu connaissance même de la nomination du nouveau professeur à son collége royal; ce qui est contraire à la prérogative royale, et c'est à force d'injustices et de déceptions, que l'on voudrait forcer celui qui a traduit le texte des œuvres d'Hippocrate, et qui est en état de l'expliquer et commenter, à abdiquer ses droits aux faveurs et récompenses du gouvernement, pour enfin le frapper de nullité dans sa patrie, ou le forcer à s'exiler, malgré la protection du souverain.

Je dirai ici ce que l'évêque Élie, s'adressant aux Grecs régénérés, a proclamé comme un principe indestructible aux yeux de toutes les nations : que l'homme n'est vraiment digne de ce nom, que par l'instruction, base de toute civilisation. Or, pour se former une idée de la manière dont M. de Corbière avait résolu de propager l'instruction en France, voici un fait qu'il me faut révéler à mes lecteurs, pour leur faire connaître comment la persécution dirigée contre moi a rejailli sur les ouvrages même du père de la médecine, qui n'ont point été envoyés aux bibliothèques publiques. S'il ne me restait que la seule ressource du texte grec, je dirais qu'il a été revu et corrigé par moi, avec le plus grand soin, sur les manuscrits de la Bibliothèque royale ; mais lorsque la traduction française est consacrée à donner connaissance de ce même texte aux jeunes médecins français qui n'ont point étudié le grec, il y aurait de ma part une conduite coupable, si je ne prenais tous les moyens possibles de faire cesser le silence calculé d'avance pour favoriser les innovations. Il est de fait que celles-ci ont succédé à l'interruption des bonnes études, et que la loi du 19 ventôse an XI sur l'exercice et l'enseignement de la médecine, fut à peine proclamée qu'il se fit un murmure parmi les jeunes médecins et chirurgiens aspirans au doctorat, vu les extrêmes difficultés de répondre à deux examens en latin; leurs occupations précédentes exclusivement consacrées à l'anatomie, et leurs fréquens voyages aux armées les ayant absolument détournés de suivre assidument les colléges et les universités. Ce fut, dis-je, dans ces circonstances critiques, que j'entrepris la traduction française des œuvres du père de la médecine, et qu'il fut résolu et concerté par les professeurs les plus célèbres en médecine, et les hellénistes les plus érudits de la capitale, de m'encourager dans ce travail. Ainsi, une demande expresse, au nom de MM. les professeurs de l'École de médecine de Paris, fut transmise à ce sujet à S. Exc. le ministre de l'intérieur, qui souscrivit à deux cents exemplaires, en date du 24 décembre 1813. La Faculté de médecine de Paris, dans son rapport du 1er février 1816, chargea ses commissaires d'exprimer à S. Exc. le ministre de l'intérieur, qu'elle verrait avec plaisir que je fusse indemnisé de mes dépenses pour l'entreprise utile que j'avais formée, de donner une édition grecque et une traduction française des œuvres du père de la médecine; édition dont il avait déjà paru plusieurs volumes.

Ainsi, la nécessité de remplir une lacune importante dans les études médicales avait été reconnue depuis 1808; l'auteur, précédemment encouragé par l'ancienne Faculté et Société des professeurs de l'École de médecine de Paris, est admis en 1816 à l'insigne honneur de dédier sa traduction française des œuvres d'Hippocrate à S. M. Louis XVIII, de glorieuse mémoire. De nouveaux traités choisis parmi les œuvres du philosophe de Cos sont traduits en français et mis au jour, avec le texte grec, revu, corrigé, et accompagné des variantes des manuscrits de la Bibliothèque royale. La réception gracieuse du souverain est attestée par la dédicace qui paraît à la tête de l'ouvrage en 1818; des Académies étrangères se joignent au feu Roi pour encourager l'auteur, qui continue sa traduction et fait paraître de nouveaux traités d'Hippocrate, avec le texte grec, en 1823; le renouvellement de ses vœux est encore ici consigné dans la dédicace. S. Exc. le directeur-général du ministère de la Maison du Roi souscrit en 1816 pour les bibliothèques particulières de Sa Majesté; cette souscription est renouvelée en 1826, par S. Exc. le ministre de la Maison du Roi. S. Exc. le ministre de la guerre accueille les ouvrages d'Hippocrate, qu'il fait distribuer en prix aux officiers de santé attachés aux hôpitaux militaires d'instruction, et déposer dans les bibliothèques de ces établissemens. Son exemple est suivi par S. Exc. le ministre de la marine, depuis 1816. La distribution des exemplaires pour les bibliothèques des

Toulon, Brest, Rochefort, s'est faite exactement dans ces différens départemens consacrés à l'instruction publique. C'est un témoignage authentique de la vérité, qu'il m'importe de faire connaître ici, pour mieux faire apprécier à mes lecteurs, toutes les difficultés qui m'ont été suscitées par M. le comte de Corbière, ancien ministre de l'intérieur, qui, par ses attributions, devait surtout me traiter encore avec plus de bienveillance qu'aucun de ses illustres collègues. Voici donc que sous le spécieux prétexte de me réserver tous mes droits et titres, dans la supposition de création d'une chaire d'Hippocrate, pour préluder à ses promesses, S. Exc. M. de Corbière commence par ne point me comprendre dans ses listes de nomination présentées à Sa Majesté. Il passe outre, sur le but essentiel de l'établissement du collége royal de France, pour l'explication même du texte d'Hippocrate et des pères de la médecine. Il fait plus : non-seulement les deux cents exemplaires de la traduction des ouvrages du philosophe de Cos, reçus comme précédemment dans son ministère pour être envoyés en dons, au nom du gouvernement, aux bibliothèques publiques de la capitale et des départemens, n'y sont point parvenus comme auparavant, mais encore ils se trouvent peut-être égarés ou détruits, en sorte que vainement demanderait-on les traités de morale d'Hippocrate à la Bibliothèque royale, et à celle de la ville de Paris, où les premiers volumes du même ouvrage ont été reçus exactement au nom du gouvernement, depuis 1813, 1816, 1818 et 1821. A plus forte raison, cette négligence, si ce n'est une persécution dirigée contre l'auteur, a-t-elle mis obstacle à l'envoi desdits exemplaires aux autres bibliothèques des départemens. Ainsi, M. le bibliothécaire de Lyon m'a fait l'honneur de m'écrire le 29 novembre 1824 : « La bibliothèque de Lyon n'a point reçu les ouvrages dont vous m'anoncez l'envoi sous ces titres : *Fondation de la Doctrine d'Hippocrate*, et *Traités de Morale d'Hippocrate*, 2 volumes in-12; contenant 1° la traduction française avec le texte grec en regard, des ouvrages intitulés : *de la Nature de l'Homme*, *de l'Ancienne médecine*, *des Humeurs*, *de l'Art médical* (contre ses détracteurs) ; 2° *le Serment*, *la Loi de Médecine*, *des Maladies*, *le Livre des Affections*, Paris, 1823 ; 3° traités de morale intitulés : *des Préceptes*, *de la Décence*, *du Médecin*, *la Loi de Médecine*, aussi avec le texte grec en regard, de la traduction française, in-12, Paris, 1824.

« Voici ceux qu'elle vous doit, et qui lui ont été envoyés par le ministère de l'intérieur :

« *Prognostics et Prorrhétics d'Hippocrate*, 1813, in-12 ; *Aphorismes d'Hippocrate*, 1811, in-12 ; nouvelle traduction des *Aphorismes d'Hippocrate*, 1817, in-12 ; *idem*, 1821, 2 volumes in-12. »

M. Delandine père eut l'extrême bienveillance de m'écrire pour me demander un exemplaire des traités intitulés : *Prognostics de Cos*, Paris 1815, in-12 ; *des Épidémies*, 1er et 3me livres, *idem*, 1815 ; *du Régime dans les maladies aiguës*, *des Airs*, *des Eaux et des Lieux*, aussi avec le texte grec, Paris, 1818.

Ainsi, les volumes publiés en 1823 n'ont pas été envoyés à la Bibliothèque de Lyon; ils ne se trouvent pas dans la Bibliothèque de la ville de Paris.

Or, n'est-ce pas le comble de la violation de toute justice que de retenir des livres d'Hippocrate, traduits en français, pour empêcher de les distribuer en lecture aux jeunes médecins, soit à Paris, soit dans les départemens; tandis que par la voie de l'impression, et par la générosité du gouvernement du Roi, ces ouvrages sont imprimés? mais l'objet important a été, en outre, d'empêcher l'auteur d'être plus connu. Toutefois, M. le bibliothécaire de Lyon, n'ayant pas reçu les traités qui manquent à sa collection, termine sa lettre par cette bienveillante invitation :

« Continuez, Monsieur, à enrichir notre bibliothèque de vos doctes écrits. »

Ainsi j'ai prouvé que non-seulement il s'est agi de ne pas permettre d'enseigner la doctrine d'Hippocrate; mais encore pour favoriser les innovations, qu'il a été indispensable d'empêcher qu'elle soit connue des jeunes médecins français, en leur interdisant la lecture des ouvrages qui la représentent le plus fidèlement ; c'est ainsi, je crois, que l'on favorise l'ignorance, au lieu de se montrer favorable à l'instruction. Or, M. de Corbière a ici parfaitement atteint son but, en éloignant l'auteur des faveurs du gouvernement, et surtout, pour parvenir à cette fin déplorable, en n'envoyant pas les livres qui eussent pu répandre l'instruction. J'ai ainsi démontré que l'unique moyen de prévenir les résultats déplorables d'une si grande déception, serait de consacrer exclusivement à l'éducation classique des jeunes médecins, les meilleurs traités d'Hippocrate, tels que ceux dont j'ai fait un choix particulier, pour en donner la lecture et l'explication à la génération actuelle. Je répète ici que non-seulement la doctrine, mais la morale enseignées dans les écrits du divin vieillard, du philosophe de Cos, doivent nécessairement faire partie de l'instruction publique, pour l'illustration même de la science médicale. Ceci est évident, surtout pour la capitale, où l'on professe avec un luxe qui tient de la prodigalité, toutes les autres branches de l'industrie et des connaissances humaines. D'ailleurs, en somme totale, le gouvernement du Roi ne fera que consacrer un usage reçu chez les autres peuples civilisés, et sans aller chercher des exemples, nous avons une loi et des ordonnances qui ont pourvu à ce genre d'enseignement. Il serait prudent d'opposer au danger d'innover, les réflexions d'une sage maturité, et d'avoir toujours, surtout en médecine, un moyen sûr de comparaison, pour évaluer le prix des saines théories, ou des fausses doctrines, comme on a des étalons pour vérifier les poids et mesures. C'est bien le moins que l'on puisse faire pour mettre à l'abri du danger des systèmes trompeurs, la vie de plusieurs générations.

Il me fut écrit par S. Exc. le grand-chancelier de la Légion-d'Honneur. « Les titres que vous présentez méritent la considération la plus particulière, et je suis persuadé qu'ils appeleront celle de S. Exc. le ministre de l'intérieur, qui, par ses attributions, doit spécialement recevoir votre demande. Si elle est mise par lui au nombre de celles que je soumettrai au Roi, je ferai tout mon possible pour qu'elle soit accueillie de Sa Majesté.»

*Signé*, MACDONALD.

Mais on vient de voir avec quelle attention délicate M. le comte de Corbière a encouragé l'étude du grec. S. Exc., alors ministre de l'intérieur, pour ne plus me comprendre du tout dans ses attributions, a permis, sans aucun examen quelconque de mes titres, ni de ses devoirs, que mon nom fût effacé d'une liste de quinze candidats, au nombre desquels je fus inscrit par l'ancienne Société des professeurs de l'École de médecine de Paris, en considération de mes précédens travaux : de sorte que non-seulement mon nom n'a point été soumis au Roi, mais encore il a été soustrait seul de cette même liste de quinze candidats choisis par l'École, pour devenir l'un de ses associés résidens. Enfin, mes collègues portés sur la même liste ont été nommés par le feu Roi et par son auguste successeur, membres de la nouvelle Faculté et de l'Académie royale de médecine; et moi seul, ayant à peu près complété la traduction française des œuvres du père de la médecine avec le texte grec en regard, j'aurais perdu ainsi tous mes titres, pour avoir des droits égaux à ceux de mes collègues, aux faveurs de Sa Majesté et aux récompenses du gouvernement! Il y a donc eu suppression de mes titres, c'est donc encore ici une preuve de persécution pour favoriser les innovations.

Voici un morceau qui fera connaître l'esprit du siècle dans lequel nous vivons; il est extrait du discours de M. le baron Charles Dupin, membre de l'Institut et député, adressé aux élèves du Conservatoire des Arts et Métiers de Châlons. Ce discours est remarquable surtout par l'élévation des vues et des sentimens, en faveur de la classe industrieuse, que l'on ne peut trop encourager dans la marche générale de l'esprit humain, en développant ses facultés intellectuelles et en donnant à la génération actuelle, l'espoir d'un avenir prospère, voire même des honneurs et des richesses. Mais le désir de l'instruction ne se fera-t-il point sentir à l'égard du plus noble de tous les arts, par l'exception la plus intolérable dans la capitale des sciences? Les jeunes médecins n'auraient-ils jamais le droit de prétendre aux hautes connaissances qui leur sont assurées loyalement par les lois et les édits royaux dans la carrière la plus distinguée? Toutefois, en rapportant les passages les plus saillans du discours du loyal député, nous ferons des vœux à notre tour, pour que les souhaits fortunés qu'il adresse aux jeunes industriels, reçoivent, pour les étudians en médecine, la même sanction dans cette capitale; nous ferons des vœux pour que l'instruction leur soit surtout donnée et non refusée sous divers prétextes. Eh! quelle plus noble tâche que celle de développer les hautes connaissances déjà acquises par les étudians, nourris des principes de la philosophie et méditant les beaux préceptes de l'art le plus noble et le plus utile à l'humanité? Nos vœux seraient donc de favoriser le plus possible les progrès déjà faits dans les colléges et universités, et non de les retarder en refusant d'expliquer dans la langue de Démosthène les chefs-d'œuvre du philosophe de Cos, et de développer les beaux préceptes de morale qu'il nous a légués. Car M. le baron Dupin a très-bien exprimé le besoin d'insister aussi sur la morale publique, comme garantie de la tranquillité des familles, pour le bonheur social. Mais l'orateur n'a point montré, par exemple, pour perspective à la jeunesse française, la privation des honneurs et des faveurs du gouvernement dans l'âge mûr, et encore moins la privation des emplois lucratifs, ni l'insoutenable adversité au milieu des richesses dont abonde la capitale, ni la déconsidération personnelle, par la privation des emplois lucratifs; ni la persécution, pour prix des services rendus aux arts et à l'industrie!

«Loin de nous, dit l'orateur, d'exciter

follement l'ambition des jeunes gens, en leur montrant la possibilité d'acquérir des jouissances à l'aide desquelles ils pourraient facilement quitter leur état et mépriser leur profession première. Nous avons dirigé vers un meilleur but le désir si honorable à l'homme, d'améliorer son sort, et d'acquérir, aux yeux de ses concitoyens, une plus haute considération. Nous avons cherché cette considération croissante, dans les progrès mêmes des connaissances nécessaires, pour améliorer chaque industrie.

» Nous avons montré cette marche fortunée qu'a suivie l'industrie humaine, depuis le moyen âge jusqu'à nos jours; nous en avons indiqué la continuation pour les temps à venir, comme un sujet digne de vos efforts et de votre ambition. En marchant vers un tel but, vous rendrez de très-grands services aux arts, vous accroîtrez de plus en plus le savoir, la fortune, l'indépendance et la dignité des classes industrieuses. Vous multiplierez le nombre des emplois, où les hommes peuvent donner un grand exercice à leurs facultés intellectuelles ; ainsi s'accroîtra la partie éclairée et pensante des hommes laborieux, en devenant plus nombreux, plus riches, plus respectables ; ils deviendront aussi plus respectés, et la place occupée par ces hommes utiles, s'élevera de plus en plus vers un degré d'estime et de considération réclamé par les progrès de nos connaissances et par le besoin du bon ordre social. »

L'orateur adresse ensuite des éloges aux professeurs de l'École des Arts et Métiers.

« Instituteurs d'un tel peuple, jouissez du bonheur d'avoir des élèves dont le sens et l'intelligence se montrent si favorables aux succès des beaux-arts et des arts utiles. Gardez qu'on enfouisse un semblable trésor dans de mortelles ténèbres. Multipliez vos efforts, unissez dans vos leçons les préceptes de la raison aux enchantemens du bon goût, et vous développerez les facultés d'un peuple qui rappellera quelque jour les aptitudes variées et les succès multipliés des populations de l'ancienne Hellénie. »

« Je voudrais, dit encore M. Dupin, qu'on suspendît dans cette enceinte, des tableaux peints par nos artistes les plus habiles, et représentant les scènes les plus touchantes de l'intérêt témoigné par nos princes généreux, aux travaux de l'industrie. Ainsi nous chercherons tous les moyens de faire avancer du même pas l'instruction, le bien-être et la moralité de la classe ouvrière. Nous lui parlerons souvent de ses devoirs, nous en montrerons l'harmonie avec ses intérêts bien entendus et sagement appréciés ; nous l'appellerons sans cesse à l'amour, au respect de l'ordre, au sentiment de la prudence, à toutes les vertus domestiques et sociales, sans lesquelles il n'est pas plus de supériorités durables pour l'industrie que pour la politique. Dans plusieurs villes, des jeunes gens qui siégeaient parmi vous, comme de simples élèves, sont devenus des maîtres, et des maîtres pleins de zèle et de mérite : estimés et appréciés, ils jouissent d'une existence heureuse et d'une juste considération : essayez de les imiter, et nous nous empresserons de vous placer comme eux selon votre zèle et votre mérite. »

(Extrait du *Moniteur* du 29 janvier 1829.)

Hé quoi! les moyens de développer les facultés intellectuelles par ces hautes connaissances, déjà acquises dans l'exercice du plus noble des arts, seraient-ils donc moins sacrés aux yeux des médecins, et surtout, j'ose le dire, moins indispensables au bonheur des familles et de la société? Est-il moins utile d'appeler les jeunes étudians souvent livrés à eux-mêmes et sans guide dans cette capitale, au respect de l'ordre, au sentiment de la prudence, à toutes les vertus domestiques et sociales, sans lesquelles, il n'est pas plus de supériorités durables pour les sciences que pour la politique? Les médecins seraient-ils seuls accusés d'incurie à cet égard? Non certes; le philosophe de Cos a consacré, pour les générations présentes et futures, les beaux préceptes de morale qui élèvent l'âme, la fortifient contre les épreuves de l'adversité, inspirent les actes de courage et de vertu, et surtout donnent ce profond désintéressement porté même jusqu'à l'héroïsme, en faveur de la seule humanité. Enfin, cette instruction manque entièrement à l'enseignement médical.

Vainement des savans étrangers m'auraient fait l'honneur de me donner des preuves de considération personnelle, pour me récompenser de mes recherches dans les manuscrits grecs de la Bibliothèque du roi; vainement ils auraient cité honorablement dans leurs ouvrages et dans leurs journaux, la découverte que j'ai faite de deux manuscrits grecs inédits des œuvres du célèbre Galien, ayant entretenu pour cet objet une correspondance latine avec le savant éditeur des *Médecins grecs*. Seize à dix-huit tomes de ce grand ouvrage sont déposés à la Bibliothèque royale; il ne s'agit que de consulter le tome 1<sup>er</sup> de cette édition grecque-latine, in-8°, Leipsick, 1821, dédiée à S. M. le roi de Saxe, préface, p. XV, et introduction, p. CLXXVIII, *Historia litteraria Claudii Galeni*. Voyez aussi le *specimen* de cette édition in 8°, et le *Commentaire* de Galien sur le livre des *Humeurs* d'Hippocrate, in-4°, en grec et en latin. Le savant éditeur a accueilli le fruit de recherches utiles à la littérature grecque et à la science médicale, après avoir fait un appel à tous ceux qui s'occupent de travaux helléniques, et aux divers bibliothécaires d'Allemagne et d'Angleterre. J'ai été assez heureux pour suppléer à une lacune importante, qui subsistait depuis l'origine de la publication du texte grec des œuvres de Galien; il me semble que pour avoir découvert deux manuscrits inédits, ce ne peut guères être un motif de paraître aujourd'hui frappé de nullité, et ensuite de proscription. Toutefois, j'ai entre les mains plus de vingt lettres latines que j'ai déjà publiées par fragmens, parce qu'il s'agit des preuves d'une découverte utile, qui intéresse les médecins érudits de tous les pays civilisés. Mais je n'ai jamais pu vaincre la répugnance de l'ancien ministre de l'intérieur, M. de Corbière, pour ces sortes de preuves. Il n'a point voulu m'entendre, ni même recevoir la communuication de mes diplômes académiques (1822 et 1823), et j'ai été ainsi condamné sans jugement. Cette suppression illégale de mes droits a entraîné aussi le déplorable résultat de perte d'existence sociale pour moi et pour mon fils, en me privant illégalement de la justice distributive du souverain. C'est pour parvenir à démontrer cette injustice, que je prie très-instamment le lecteur d'être très-attentif.

Ce ne sont plus aujourd'hui des mémoires que je présente pour ma défense personnelle ; je ne récrimine contre personne : c'est une doctrine tout entière que je persiste à soutenir comme la meilleure, une doctrine, dis-je, qui a reçu l'approbation de vingt-deux siècles. En la soutenant, les passions se sont allumées contre moi, et m'ont fait proscrire, comme je le prouverai bientôt; et enfin effacer de la liste d'une société célèbre, qui m'avait inscrit au nombre de ses membres correspondans dans la capitale. Toute justification quelconque m'a été refusée. et c'est à force d'injustices que l'on est parvenu à me vouer à une sorte d'exil dans ma patrie, tandis qu'à la vérité j'ai entre les mains la déclaration du secrétaire-général du ministère de l'intérieur, qui me permet de remonter à la source de ce déni de justice.

« Le ministère a été et dû être étranger, Monsieur, aux nominations faites par vos collègues; je regrette beaucoup qu'ils ne vous y aient pas compris, malgré les justes titres que vous aviez d'y être admis. »

J'ai reçu cette missive comme lettre confidentielle par une ordonnance (13 avril 1821): mais les nominations étaient déjà faites par Sa Majesté, sur la présentation des listes de S. Ex. le ministre de l'intérieur, M. le comte de Corbière, qui a ajouté l'ironie pour glose de l'injustice. Mais j'ai aussi entre les mains la déclaration d'un collègue, qui m'avait écrit deux années auparavant (25 juin 1819): « Vous faites, monsieur le Docteur, la proposition inconvenante de la création d'une chaire d'Hippocrate, avec l'arrière-pensée, sans doute, de vous en faire mettre en possession. Parce que vous avez traduit Hippocrate en français, vous croyez que cette chaire doit être créée en votre faveur, et avec des prétentions contre lesquelles, ajoute-t-il, nous nous sommes déclarés très-franchement; et s'il arrivait même que votre proposition fût inserée dans quelque recueil périodique médical, je prends l'engagement formel de la combatre en mon nom et en celui de mes collègues. » J'abrège ici beaucoup l'extrait de cette missive, qui est contre le droit commun, consacré par l'art. 62 de la *Charte constitutionnelle*. Voilà donc une ligue formée contre moi, et la proscription en est le résultat!

Dans la *Revue encyclopédique* du mois de novembre 1827, l'on parle de la création supposée d'une chaire d'Hippocrate, mais seulement considérée « comme nécessaire pour séparer, dit le rédacteur, l'alliage de l'or pur, et faire la distinction, souvent difficile, des traités légitimes d'Hippocrate, de ceux qui sont apocryphes. »

L'on voit donc toujours cette supposition de création d'une chaire d'Hippocrate reproduite sous différentes formes pour me l'attribuer comme une affaire personnelle, parce qu'il est impossible de nier les droits que je puis y avoir par la traduction des œuvres du père de la médecine et la publication du texte grec, ce qui nécessairement prouve *à priori* que j'ai acquis d'abord la connaissance de la *langue grecque*. Pour cette seule cause je suis dépouillé illégitimement du titre d'associé correspondant de l'ancienne Société des professeurs de l'École de médecine de Paris. M. de Corbière me fait l'honneur de m'écrire, après m'avoir fait cette injustice, qu'il prendra certainement en considération les titres que je me suis acquis par mes travaux sur les écrits du père de la médecine, s'il arrivait que l'on créât une chaire d'Hippocrate. ( 34 décembre 1822. ) L'Université prend une décision le 11 septembre 1822, par laquelle je suis autorisé, au nom du conseil royal de l'Instruction publique, à expliquer et commenter le texte d'Hippocrate, d'après la parfaite connaissance que j'ai acquise, non-seulement de ce même texte, mais de l'esprit des écrits du père de la médecine. Sur cette déclaration, M. le doyen de la Faculté reçoit l'ordre de ne point me fournir d'amphithéâtre (22 mai 1824). Ainsi, au fur et à mesure que j'obtiens un titre ou une faveur, une nouvelle persécution s'allume, et en définitive, je suis frappé d'exhérédation du droit de professer. Enfin, une des deux ordonnances royales de 1820 et 1823, où sont encadrés les noms de tous mes collègues, me frappe au nom même du Roi, et je suis exclus de l'avancement, tandis que l'on me fait signifier par forme de duplicata, pour me tenir lieu de *diplôme*, en vertu de l'article 4 de l'ordonnance royale du 2 février 1823, l'ordre formel de ne point profiter (lettre du 24 décembre 1826) du droit commun et des avantages dont jouissent mes collègues. Tous sont admis à la participation des faveurs et récompenses du gouvernement du Roi, et à la jouissance de leurs titres respectifs, suivant les diverses branches de connaissances qu'ils professent;

mes collègues seuls sont maintenant en possession de leurs droits. La doctrine d'Hippocrate seule est exceptée, et je le répète, celui qui la soutient est proscrit. L'ancien ministre de l'intérieur refuse obstinément de recevoir la communication de mes titres, tandis que deux corporations savantes sont réorganisées par ses soins éclairés dans la capitale, où je n'ai pas cessé d'exercer les fonctions de médecin, en vertu des services même que je rends aux indigens. Enfin, je reçois d'un autre ministère, l'honorable distinction d'homme de lettres; ce titre peut paraître seulement un peu faible; mais il suffit pour aider à consommer l'injustice. Une loi non abrogée a créé une chaire d'Hippocrate à la Faculté de médecine de Paris; des édits royaux, perpétuels et irrévocables, ont créé une chaire de médecine grecque au collége royal de France; on prévoit que je suis un candidat importun; on m'écarte sans jugement par la radiation de mon nom de la liste des correspondans de la société des professeurs de l'École de médecine de Paris, dont a été formée la nouvelle Académie royale de médecine; je ne fais point partie de la nouvelle faculté, et les deux chaires d'Hippocrate créées à la Faculté et au collége royal de France sont supprimées de fait. Si à la place de M. de Corbière, j'eusse rencontré un de Laubespine, un Richelieu, ou un Colbert, il eût été au moins probable, que l'étude du grec me fût devenue un titre de recommandation, pour être maintenu sur la liste de mes collègues; de même, si à la place de M. de Frayssinous, j'eusse rencontré un Rollin ou un Coffin, il eût été encore bien plus probable, que l'étude du grec, et surtout la lecture et l'explication du texte des écrits du célèbre Hippocrate, n'eussent été comptés au nombre des titres les plus honorables, lors de la réorganisation de l'Académie royale et de la nouvelle Faculté de médecine; mais au contraire, j'ai été frappé de nullité et de proscription, puis effacé de la liste des correspondans de la Société des professeurs de l'Ecole de médecine de Paris: c'est une exception à tous les usages reçus chez les peuples civilisés.

La suppression d'un titre légitimement acquis, pour des travaux publiés avec le texte même de œuvres du père de la médecine, en garantie de la fidélité de la traduction française de plus de vingt de ces traités, est un fait inouï dans les fastes de la science médicale, et les annales de notre littérature. Il a plu à M. de Corbière, de ne point vouloir accueillir un ouvrage dédié au souverain, et que le gouvernement a distribué, soit en prix d'instruction dans les hôpitaux militaires, soit envoyé en dons aux bibliothèques du Royaume, depuis 1813 et 1816. (Décisions ministérielles des 24 décembre 1813, 15 novembre 1816, 15 septembre *idem*); nouvelle souscription de S. Exc. le ministre de la Maison du Roi, pour les bibliothèques particulières de Sa Majesté (21 juillet 1826, 16 novembre 1816); nouvelle souscription à la traduction d'Hippocrate, par S. Exc. le ministre de la guerre, pour des prix d'instruction (31 mars 1824).

Il me semble, avec de pareils titres, qu'il y a bien peu de générosité à exercer une vengeance contre l'auteur; si c'est par légèreté, il y a un délit grave à avoir privé du prix de ses veilles, dans sa patrie, celui qui a travaillé plus particulièrement, pendant près de vingt ans, à mettre à la portée des jeunes médecins français, les écrits importans du père de la médecine. Il est inouï que l'on ait profité de l'exception la plus honorable, pour en former un titre de proscription ; car quel autre nom pourrais-je donner à cette réserve de mes droits et de mes titres, pour m'exclure, tandis que tous mes collègues, sans exception, sont honorés des faveurs et récompenses du gouvernement du Roi? Quel est donc mon crime? L'on m'attribue l'intention de vouloir rétablir la chaire d'Hippocrate, que l'on suppose qu'il faudrait créer, tandis qu'une loi non abrogée, et des édits royaux, perpétuels et irrévocables, sont inexécutés, et ont établi dans l'enseignement cette branche d'instruction publique. La révélation de ce fait a soulevé contre moi toutes les passions, et dès ce moment je suis et serai exclus de la juridiction commune, et je perdrai toute considération à la bienveillance du souverain et de LL. Exc. les ministres de l'intérieur et de l'instruction publique! On vient de lire le rapport de l'ancienne Société des professeurs de l'Ecole de médecine de Paris; j'ai reçu le jeton de présence de M. Chaussier, président (22 juin 1808). C'est la preuve des honorables engagemens qui ont été pris envers moi par mes collègues, au commencement de ma carrière, et c'est à la fin, que je suis privé des faveurs et récompenses du gouvernement du Roi, tandis que le souverain a daigné m'admettre à l'insigne honneur de me permettre de présenter moi-même à Sa Majesté le fruit de mes veilles, avec le vœu exprimé dans la dédicace, relativement à son auguste protection. Mais l'on s'est servi du nom du feu Roi, pour me proscrire et me faire perdre les titres légitimes que j'ai acquis par mes travaux, avant d'avoir obtenu l'insigne faveur de les dédier à Sa Majesté. Encore ne faut-il pas me punir de ma confiance dans les bontés du souverain; c'est un droit que tous les hommes de bien se plaisent à reconnaître, avec la garantie d'être toujours bien accueillis et favorisés de Sa Majesté. Ce droit ne s'effacera jamais de la mémoire des illustres successeurs de François Ier et de Louis XIV, ni du cœur d'aucun de nous, qui avons eu le bonheur d'approcher de l'auteur si révéré de la Charte constitutionnelle, et de S. M. Charles X, qui aime tant à voir dans tous ses sujets l'union et la concorde, par une égale distribution de ses grâces et de ses faveurs.

Le Roi n'oubliera jamais que la gloire de la France est un dépôt sacré, et que l'honneur d'en être le gardien est la plus belle prérogative de la couronne.

Qu'il est beau cet hommage rendu par le Roi d'un peuple libre, à cette raison publique qui s'affermit, qui s'éclaire, qui suffit avec des lois généreuses et confiantes, pour faire justice des écarts et de la licence, funeste ennemie de la liberté!

Qu'il est consolant pour tout le monde d'entendre de la bouche du Roi, que la Providence a créé la bienfaisance pour venir au secours de ceux qui souffrent ! Qu'il est noble l'exemple donné par le Roi Très-Chrétien, après les orages des révolutions, de garantir à ses peuples la libre jouissance de la religion, sans trouble, et de donner à tous l'assurance du maintien inébranlable de l'exécution des lois!

(Discours du Roi aux Chambres, le 27 janvier 1829.)

---

# CONCLUSION.

Après un mur examen, voici en définitive ce que la religion, la raison et la conscience me dictent :

Je fais partie de la société ; je vis sous l'égide des lois. Tout à chaque pas, à chaque moment, m'annonce que je jouis d'une foule de bienfaits, qui sont le résultat de l'ordre social. Si je me refusais moi-meme à observer les lois, voici, dis-je, les conséquences funestes qui se présenteraient à ma pensée :

« Si tous les citoyens étaient aussi indociles que moi, me dirais-je, ceux qui sont commandés pour ouvrir un grand chemin, n'auraient qu'à se révolter je serais privé de ce moyen de communication facile et prompt. Ceux qui gardent les frontières n'auraient qu'à passer chez l'ennemi, la sûreté publique serait compromise. Que dis-je, un domestique, un voisin, pourrait m'égorger sans la vigilance des magistrats. Environné de tous côtés de biens, comment serai-je assez reconnaissant? en rendant tout ce que je puis à la patrie, en me soumettant aux lois qu'elle m'impose. Elle me défend de professer une branche d'instruction que je n'ai pas apprise; eh bien, je n'ai pas donné les preuves de science ordonnées par la loi; je n'ai qu'un seul parti à prendre, c'est de me soumettre. Si au lieu de suivre ce sage conseil, je persiste dans ma rébellion, je viole les lois; j'autorise par mon exemple, des ignorans dont les bévues coûteront la vie à une multitude de citoyens. Tous ces motifs m'entraînent, je me soumets aux lois; j'en reconnais la sagesse, voilà ce qu'un vrai médecin devrait penser. Mais j'ai le droit de protester jusqu'à ce que la loi et les ordonnances Royales qui ont fondé une chaire d'Hippocrate aient été rapportées ou supprimées.

# PIÈCES JUSTIFICATIVES.

VOICI L'EXTRAIT DE L'UN DE NOS JOURNAUX DE LA CAPITALE.

« L'enseignement public créé et établi pour toutes les classes de la population, sur des bases qui assurent à la nation française une génération capable de lui rendre quelque éclat ; la morale publique restaurée, la loi substituée à l'arbitraire, et la justice à la faveur ; la protection accordée au faible, et la génération actuelle arrachée enfin à l'ignorance, sous laquelle elle a gémi pendant les malheurs de la révolution, tels sont les avantages dont jouissent tous les Français. Eh bien, moi, je suis contraint d'en venir à publier mes titres, uniquement pour n'être pas exposé à de nouvelles injustices, pires peut-être que les premières ; c'est pourquoi je donne ici copie de l'arrêté du bureau de charité, auprès duquel je n'ai pas (depuis vingt ans) cessé d'exercer les fonctions gratuites de médecin, après que la révolution a frappé ma famille de proscription.

---

ANNÉE 1807.

---

## BUREAU DE BIENFAISANCE,

### QUARTIER DU FAUBOURG SAINT-ANTOINE.

*Extrait de l'arrêté de Monsieur le préfet de la Seine, en date du 13 novembre 1807, consigné au registre des délibérations dudit Bureau.*

« Monsieur de Mercy, docteur en médecine de la Faculté de Paris, a été nommé un des médecins des pauvres, attachés auprès du bureau de bienfaisance de la division de Montreuil (aujourd'hui quartier du Faubourg Saint-Antoine). »

Pour ampliation conforme, et délivrée à Paris, cejourd'hui 9 février 1816.

SANÉ, président; PREVOST, GUILLAUME, BOURDIN, SOUCHET.

Vu, pour légalisation des signatures.

Paris, le 10 février 1816.

Le Maire du huitième arrondissement,

MOUFLE.

## ANNÉE 1828.

---

*Extrait du Registre des délibérations du Bureau de charité du huitième arrondissement.*

Séance du 5 décembre 1808.

« Le Bureau ayant à remplacer un de MM. les Médecins attachés au service du Marais par un de ceux du faubourg Saint-Antoine, consulte le registre du service de MM. les Médecins, et M. de Mercy se trouvant le plus ancien, le Bureau arrête qu'il est attaché, à dater de ce jour, au service de santé des quartiers du Marais et de Popincourt.

Pour extrait conforme :

Paris, le 17 janvier 1829.

Le maire, président, MOUFLE.

Le secrétaire honoraire,
Marquis DE BOURY.

L'agent comptable secrétaire-trésorier,
L'HERBON DE LUSSATS.

Je me serais abstenu, dis-je, de publier de nouveaux documens sur la cause d'Hippocrate, si les hommes les plus érudits et les plus honorables de notre époque, ne m'eussent engagé à persévérer à la soutenir par de nouveaux témoignages et de nouvelles preuves d'instruction. Afin de mériter plus en plus l'estime et la reconnaissance des amis de l'humanité, je vais transcrire la déclaration même de feu le professeur Chaussier, pour faire connaître enfin à mes lecteurs, que ce n'est pas moi qui me suis imaginé d'entreprendre à mes risques et périls, un travail long et pénible sur les écrits du père de la médecine ; mais voici la preuve que ce même travail m'a été demandé dans un âge où les plus généreuses espérances et l'amour du bien nous inspirent à tous la confiance dans la parole des maîtres :

M. CHAUSSIER A M. LE BARON CUVIER.

Paris, 22 mai 182[illegible]

« Monsieur et illustre confrère,

» Vous avez eu la bonté de dire à M. de

Mercy, que sa pétition avait été remise à la commission dont vous êtes président ; je vous prie donc de lui accorder bienveillance et protection. J'y prends d'autant plus d'intérêt, que c'est moi qui ai plus particulièrement engagé M. de Mercy à se livrer à l'étude et à la traduction des *OEuvres d'Hippocrate*. Je ne puis donc trop vous prier de vouloir bien l'accueillir.

( J'ai une connaissance étendue de ses ouvrages (1). )

« Agréez, je vous prie, Monsieur et illustre confrère, l'assurance bien sincère de tous mes sentimens. »

CHAUSSIER.

( Lettre du 1er mai 1828. )

(1) Voyez le rapport de l'École de Médecine, inséré après la préface (22 juin 1808).

Paris, ce 24 avril 1827.

«Mes occupations, Monsieur, et le mauvais état de ma santé, m'ont empêché de vous répondre aussitôt que je l'aurais désiré. Je pense comme vous, Monsieur, qu'une éducation classique est surtout convenable aux médecins, qui embrassent dans leurs recherches une si grande partie des connaissances humaines. Je vous remercie des Mémoires que vous avez bien voulu m'envoyer. Votre traduction des ouvrages du Père de la médecine est déjà un titre bien honorable en faveur de vos talens, et de la cause *que vous soutenez*. On peut dire des écrits d'Hippocrate ce que Boileau dit de ceux d'Homère :

« C'est avoir profité que de savoir s'y plaire. »

» J'ai l'honneur d'être, Monsieur, avec une considération distinguée,

» Votre très-humble et très-obéissant serviteur,

» CHATEAUBRIAND. »

Le noble pair et célèbre auteur me fera la grâce de me pardonner de l'avoir cité; mais la cause que je soutiens n'étant pas la mienne, mais celle du bienfaiteur de l'humanité, ne peut que gagner beaucoup à l'autorité d'un si grand nom et à un suffrage si distingué.

---

## UNIVERSITÉ DE FRANCE.

Paris, le 2 octobre 1827.

« MONSIEUR,

» J'ai reçu les six exemplaires du Mémoire sur l'éducation classique des jeunes médecins, que vous m'avez fait l'honneur de m'envoyer. Je ne puis que vous féliciter, Monsieur, du zèle que vous montrez pour la propagation des *bonnes doctrines médicales*, et je vous prie d'agréer, avec mes remercîmens, l'assurance de ma considération distinguée.

» Le directeur de l'instruction publique,

» C. DE COURVILLE. »

M. le Directeur me fit l'honneur de m'écrire aussi, au nom de S. Exc. le ministre de l'instruction publique, le 1826, avant la présentation de son candid at, à S. Exc. le ministre de l'intérieur relativement à la nomination à la chaire de médecine grecque du collége royal de France : c'était pour m'assurer que Son Excellence adressait une lettre de recommandation en ma faveur à son collègue le ministre de la Maison du Roi. S. Exc. le ministre de l'instruction publique pouvait, au lieu de me donner cette preuve d'intérêt privé, agir plus efficacement dans l'intérêt général, en soumettant son candidat à la proposition que j'avais adressée à mes collègues, aspirans comme moi à la chaire de médecine grecque du collége royal de France. Cette proposition a été imprimée dans mon Mémoire que j'ai eu l'honneur de supplier Sa Majesté d'agréer, avec l'édit royal de François I^er^, pour me conformer aux lettres-patentes de Charles IX, imprimées dans mon Mémoire sur l'éducation classique des jeunes médecins. Il eût fallu donner la lecture et l'explication du texte d'Hippocrate, pour pouvoir faire accepter au professeur, le titre de *lecteur royal*. Mais, M. de Frayssinous a passé outre, malgré l'ordre de Sa Majesté, qui m'avait été transmis avant la nomination, afin de pouvoir faire ma réclamation à S. Ex. l'évêque d'Hermopolis, alors ministre de l'instruction publique. Il y a donc eu ici suppression illégale de titres légitimement acquis par des travaux honorables, déni de justice, et ensuite privation d'existence sociale: c'est le délit le plus grave chez un peuple civilisé.

# SOCIÉTÉ

## DE L'ÉCOLE DE MÉDECINE DE PARIS.

---

Paris, le 2 septembre 1811.

Le professeur de la Faculté de Médecine, secrétaire de la Société,

*A Monsieur de Mercy, docteur en médecine.*

« Monsieur et très-savant confrère,

» La Société a reçu avec reconnaissance, l'exemplaire de la nouvelle édition des *Aphorismes* d'Hippocrate, dont vous lui avez fait l'hommage ; elle m'a chargé de vous témoigner ses remercîmens, de vous exprimer avec quel intérêt elle vous voit consacrer vos veilles à des études aussi importantes (1).

» Agréez je vous prie, mon cher confrère, l'hommage de ma considération,

» C. DUMÉRIL. »

Actuellement professeur à la Faculté, et membre de l'Académie royale de Médecine et de l'Institut.

---

(1) J'ai conservé aussi le rapport d'une autre Société, présidée alors par feu Chaussier, dont la perte récente m'a plus contristé que toutes les tribulations que j'ai éprouvées. Mais j'ai la consolation de pouvoir citer encore quelques professeurs vivans : MM. Alibert et Fouquier ont été mes rapporteurs en 18[illegible]8.

# ANALYSE

DU

# TRAITÉ DES VENTS,

TRADUIT

# DU GREC D'HIPPOCRATE.

Il est des arts fort difficiles à apprendre, très-utiles par leur usage, d'un bien général, mais très-pénibles pour ceux qui les exercent. De ce nombre est surtout l'art de la médecine, ainsi nommé par les Grecs. En effet, le médecin est témoin de ce qu'il y a de dangereux, touche les maux désagréables, et ne recueille souvent pour lui-même, que des chagrins particuliers, tandis que les malades sont délivrés des plus grandes infirmités par la puissance de son art, ainsi que des douleurs, de la tristesse, et même de la mort : car la médecine peut évidemment servir de refuge contre tous ces maux. Mais les choses que le vulgaire juge faciles sont au contraire difficiles aux yeux du médecin, et celles qui passent pour les plus difficiles, le sont le moins. Les unes concernent spécialement le corps, les autres l'entendement. Celles qui forcent, pour s'en rendre maître, à l'opération de la main, demandent une grande habitude, qui est ici le meilleur guide. Mais pour les maladies les plus cachées, et par conséquent les plus difficiles à juger, on consulte plus souvent l'opinion que l'art lui-même. Donc, il doit y avoir une très-grande différence, entre quiconque a de l'expérience et celui qui n'en a pas. Toutefois le seul but est de connaître la cause de la maladie, comme sa source et pour ainsi dire son principe unique; car si quelqu'un en avait une connaissance particulière, il pourrait plus facilement choisir le traitement convenable et guérir par les contraires; l'art de la médecine consistant surtout dans l'imitation de la nature. Ainsi, par exemple, la faim, dès qu'elle se fait sentir, est une maladie; de même que tout ce qui trouble et afflige l'âme, en est une autre. Or, le remède de la faim est ce qui l'apaise, c'est-à-dire, l'aliment; comme la boisson est opposée à la soif, l'inanition à la replétion, le travail au repos et le repos à la fatigue. Donc, le médecin le plus habile sera celui qui approchera le plus près de ce but, tandis que celui qui s'en éloignera davantage, manquera d'autant plus d'art. Tel est d'abord le préambule de mon discours. Je dis donc que la médecine n'est autre chose, que l'art d'ajouter ou d'ôter à l'économie. Celui qui peut le mieux y parvenir, est à mon avis, le meilleur médecin, la conduite opposée prouve le défaut d'art; *strictum et laxum*; ( système de Thémison.

Toutes les maladies paraissent sous une seule et même forme, la diversité des lieux fait seule leur différence. Ainsi elles diffèrent entre elles, quoique d'origine et d'espèce semblables. C'est ce que je vais tâcher de démontrer dans ce discours. En effet, le corps de l'homme, de même que celui des animaux, vit d'une triple substance connue sous le nom d'aliment, de boisson et d'air; ce dernier, contenu intérieurement est généralement désigné sous la dénomination de *vents*, et extérieurement sous le nom d'air. Il est le moteur principal des plus grands changemens dans la nature, il agit sur les astres. C'est pourquoi, il est très-important d'en examiner la force et la vertu. Il alimente le feu, sans lui la combustion ne peut s'entretenir. La mer même le contient en assez grande quantité; les animaux ne pourraient y vivre, s'ils n'en retiraient leur aliment pour la respiration, *pabulum vitæ*.

L'air est, de même, le principe de l'homme et de ses maladies; de manière qu'il est possible de se passer de manger ou de boire, pendant deux ou trois jours, ou plus, tandis qu'il est impossible de ne point respirer.

Je commencerai donc par traiter de la maladie la plus commune, c'est-à-dire de la fièvre qui accompagne presque toutes les autres affections, et surtout l'inflammation; ce qui indique assez les lésions qui la suivent. Car la fièvre se montre surtout dans le *bubon* et l'*inflammation*, ou dans les *phelgmasies*.

Ainsi, il y a deux espèces de *fièvres*, comme je le prouverai dans un moment: une qui est commune à tout le genre humain, et que l'on nomme *peste;* l'autre, qui attaque d'une manière spéciale ceux qui se nourrissent mal, ou qui suivent un mauvais régime. L'air est la cause ou le principe de l'une et de l'autre. La première est occasionée par l'air respirable, pour tous les animaux; mais comme parmi ces derniers, il en est de différentes espèces, il y a aussi des maladies variées. J'ai indiqué quelles sont celles que l'on nomme populaires ou épidémiques, leurs causes ou leur nature.

Je vais maintenant exposer comment un mauvais régime particulier engendre la fièvre. Voici d'abord quelle en est l'origine: c'est lorsque quelqu'un fait usage d'alimens liquides ou solides, en plus grande quantité, qu'il ne peut en supporter ou dissiper par le travail; ensuite, lorsque la nature contraire des alimens, s'oppose à leur mélange exact et à leur coction. Les uns se digèrant plus tôt, les autres plus tard, à raison de leurs excès, nécessairement produisent des vents; car les alimens ou les boissons contiennent plus ou moins d'air; cela est visible par les éructations ou renvois, qui s'opèrent par le dégagement de bulles d'air, jusque là imperceptibles. Lorsque le corps en est rempli, et que la quantité en est excessive par le long séjour des alimens et des boissons dans le ventre, celui-ci ne peut s'en débarrasser; alors les vents se répandent dans toutes les parties, surtout dans celles pleines de sang; d'où il arrive que les lieux d'où partent les fontaines, et comme les sources de ce fluide, sont les derniers refroidis, et que le frisson se répand partout le corps. Lorsque ce refroidissement est parvenu avec le sang à toutes les parties, un frisson général survient: mais le sang qui a horreur d'un nouveau frisson, (voilà l'âme de Sthal), court se précipiter vers les lieux les plus doués de chaleur; il se glisse ensuite comme un trait lancé à travers les chairs faibles et délicates, qui étaient d'abord intactes, où il agit à la manière d'une épine enfoncée dans les viscères. (Pensée attribuée à Baglivi; origine de la théorie de l'Inflammation, selon Cullen et Stool et l'école d'Édimbourg). Enfin, la fièvre accompagne toutes les maladies; les unes, produites par l'influence de l'air atmosphérique, les autres par la qualité des alimens, tandis que le sang surchargé de molécules alibiles, ne circulant plus qu'avec peine, au lieu de donner de la chaleur, se ralentit et se refroidit dans les lieux les plus éloignés. Mais ce fluide, chaud de sa nature, étant forcé de passer par des voies étroites, lorsqu'il y a beaucoup d'obstacles et d'embarras, ne peut les franchir très-promptement; c'est pourquoi, les pulsations des artères sont surtout plus visibles aux tempes et au cou. C'est ce qui arrive lorsque l'oreillette gauche du cœur ne peut transmettre tout le sang qu'elle reçoit des veines pulmonaires. Il y a alors reflux du sang artériel du ventricule dans l'aorte supérieure, et de là, dans les carotides externes, puis, dans les sphénoïdiennes et les temporales. Lorsque le sang, non trop accumulé, circule avec plus de force (inflammation *ab errore loci*; origine de la théorie de Boërhaave, et de Sauvages), nécessairement la chaleur augmente, le froid est ainsi vaincu par cette dernière, et la chaleur se répand avec le sang, qui la distribue dans tout le corps. Les parties qui abondent peu en sang, ne tremblent point, mais palpitent un peu; tandis que celles qui sont riches de ce fluide, tremblent beaucoup et s'enflamment par une plus grande quantité. (Origine de la théorie de Chirac, du brownisme et de tous leurs sectateurs, qui pensent exclusivement que la guérison des maladies est seulement possible par des saignées excessives); car, il ne peut arriver que beaucoup de sang enflammé, demeure en repos (vitalisme de Van-Helmont, de Paracelse).

Lorsque le sang s'extravase dans la poitrine, et s'épanche ainsi dans les lieux étrangers, où il séjourne quelque temps; il s'y convertit en pus, n'ayant pas d'issue en haut, ni en bas. D'où il résulte que les veines trop remplies sont comprimées par l'air et se déchirent. Il y a ensuite épanchement et douleur. Si c'est de l'eau qui s'infiltre dans cette cavité ou dans le ventre; à peine l'a-t-on évacuée, que deux ou trois jours après, elle s'y régénère d'elle-même, pour l'hydropisie. La lymphe ou pituite contracte de l'acrimonie, et corrode les chairs, alors la phthisie se déclare. (Système des humoristes.)

L'auteur conseille l'application de cataplasmes et de fomentations émollientes pour relâcher les parties trop tendues et prêtes à se rompre (système des solidistes). Enfin, après avoir reconnu comme cause de la fièvre et des maladies, le mélange imparfait des humeurs par l'usage d'alimens et de boissons mal digérés, il a admis la présence de miasmes malfaisans ou délétères répandus dans l'atmosphère (système de Démocrite et d'Épicure), pour la production des maladies épidémiques et contagieuses par les gaz ou airs viciés (voie de la contagion). Toutes ces opinions tirent donc leur origine d'effets anciennement constatés, qu'il est absolument impossible de rejeter, pour tenir un compte exact des théories médicales.

# ANALYSE

DES

# QUATRE DERNIÈRES SECTIONS

# DES APHORISMES

---

Les généralités qui servent de préface au premier volume de cet ouvrage, publié en 1817, doivent m'interdire toute espèce de réflexions sur l'utilité même du Traité des Aphorismes. Je donne ici la fin de la nouvelle traduction française, avec des commentaires applicables à l'étude de la médecine pratique. Deux autres volumes, écrits sur le même plan, ont paru en 1821. Ils renferment la quatrième section entièrement consacrée aux fièvres aiguës. Les trois premières ne traitent uniquement que des principes généraux, relatifs à la prescription du régime dans les maladies aiguës en général, non d'après tel ou tel système de nosologie ou nosographie, mais en suivant uniquement, dans la pratique de la médecine, les indications naturelles des âges, des tempéramens, des saisons, des climats, relativement aux causes morbides, qui s'y rattachent essentiellement, et rentrent ainsi dans le plan général, que s'est proposé l'auteur des *Aphorismes*.

La cinquième section ne renferme, en majeure partie, que des préceptes généraux sur les maladies des femmes, relativement à la grossesse, aux hémorrhagies, à l'avortement et au fœtus. Viennent les effets nuisibles du froid et de la chaleur, et leur application directe, suivant les meilleures indications thérapeutiques; les accidens qui ont lieu dans les plaies ou blessures, comme la fièvre, les convulsions, la métastase, les tumeurs et la fièvre quarte. Comme il s'agit de maladie longue ou de quelque lésion organique ou acrimonie des humeurs, l'usage du lait est exactement indiqué, selon la diversité de ces cas de médecine pratique.

Quant à la sixième, elle a évidemment trait aux maladies aiguës dégénérées. La lienteric, la dysenterie, la mélancholie, l'hypochondrie, la manie, l'épilepsie, l'empyème, la vomique, l'hydropisie, la goutte, l'apoplexie, la paralysie, le rhumatisme chronique ou sciatique, en font partie.

La septième est en quelque sorte une récapitulation générale. On y retrouve plusieurs sentences que l'on reconnaît pour appartenir évidemment aux lésions organiques. Ainsi, les signes des progrès de la phthisie, y sont plus évidens que dans toute autre partie du même livre. Le crachement et le vomissement de sang sont jugés ici d'une manière absolue, comme des causes de phthisie mortelle.

L'opération de l'empyème et de l'hydropisie et ses suites probables de succès ou d'insuccès, tels sont les objets sur lesquels roulent particulièrement les sentences du père de la médecine.

Voici venir enfin la huitième, ne renfermant uniquement que dix-huit aphorismes; la fin surtout en est remarquable. Les pensées philosophiques ne le cèdent point ici pour la grandeur du sujet, au premier des aphorismes, où le divin vieillard, le philosophe de Cos a écrit, comme pour servir de frontispice à l'édifice de la médecine, élevé par son immortel talent à toutes les générations, cette première sentence, qui devrait être gravée en lettres d'or dans toutes nos écoles : La vie est courte, l'art est long, l'occasion fugitive, l'expérience trompeuse, le jugement difficile.

Le septième aphorisme de cette huitième section, indique les moyens extrêmes que la médecine, la chirurgie et la pharmacie ont opposés de tout temps aux maladies pour les combattre par les médicamens, par le fer ou par le feu : ici se trouvent posées les bornes de l'art de guérir. Mais le génie sait toujours les reculer par l'invention de nouveaux instrumens, de nouveaux médicamens, ou de nouvelles méthodes : c'est ce dont personne d'entre nous n'a jamais douté, en voyant opérer nos célèbres chirurgiens.

D'autre part, depuis le neuvième aphorisme jusqu'au dix-huitième, sont évidemment tous les traits caractéristiques d'une mort inévitable, occasionée par les fièvres malignes, pernicieuses ou pestilentielles. Loin de nier la contagion, je termine cette analyse, en proposant d'ajouter aux aphorismes d'Hippocrate cette pensée, qui est en tout l'expression de la plus simple vérité des faits de pratique :

La contagion complique les maladies et les rend plus graves. Tel est le plan que j'ai suivi exactement dans ces commentaires.

## ANALYSE DE LA DOCTRINE D'HIPPOCRATE.

Quelques médecins prétendent réformer la doctrine d'Hippocrate. Voyons, par exemple, si, dans la pleurésie et la péripneumonie, la conduite rationelle de ce père de la médecine n'est pas encore la meilleure, depuis près de deux mille ans qu'elle a été suivie. « Les fomentations émollientes dissipent les douleurs qui s'étendent aux clavicules ; mais dans le cas où elles ont une autre direction, la saignée n'y est pas aussi nécessaire. Si les fomentations n'apaisent point ces douleurs, il ne faut pas les continuer trop long-temps ; car elles dessèchent le poumon et font naître la suppuration. Si la douleur de côté se fait sentir à la clavicule ou à la mamelle, avec une pesanteur au bras, ou si elle est située au-dessus du diaphragme, il convient, en pareille circonstance, d'ouvrir la veine interne du bras, au pli du coude. L'on ne doit pas alors appréhender de tirer du sang, tant que sa couleur est d'un rouge foncé, ou noire, au lieu d'être simplement rouge et pure, comme dans l'état naturel; car l'une des deux couleurs précédentes paraît ordinairement. Mais si la douleur ne se fait point sentir à la clavicule, et qu'elle soit située au-dessous du diaphragme, on doit alors lâcher le ventre avec l'ellébore noir.» (Cette plante infusée dans le vinaigre ne présentait pas de danger.) L'auteur cite l'épurge, ou tithymale; mais nous avons d'autres purgatifs. Le principe est le même pour l'application. Hippocrate parle de la vertu unique de ces plantes. On doit avertir les jeunes médecins, qu'elles sont très-âcres, de crainte qu'ils n'en fassent un mauvais usage. Mais il faut savoir d'après quelle proportion, c'est-à-dire, à quelle dose et quelles préparations particulières Hippocrate ou ses successeurs les ordonnaient. Le *Traité des Humeurs* contient tous les grands principes de théorie pour la dérivation de l'irritation locale et des douleurs par les synapismes, les ventouses scarifiées et les épispastiques; les bains, les purgatifs, la saignée, les diurétiques, les apéritifs et astringens. Voici pour le régime.

« Je sais, dit Hippocrate, qu'il est des médecins qui agissent tout autrement qu'ils ne le devraient relativement à la prescription du régime dans les maladies aiguës. Tous prétendent qu'au commencement, il faut exténuer les malades par l'abstinence pendant les deux ou trois premiers jours, ou même plus, pour leur permettre ensuite des sorbitions (des bouillons gras ou consommés et des boissons); peut-être est-ce parce qu'il leur paraît vraisemblable qu'il faut compenser le changement survenu dans le corps par un autre plus grand, en tout opposé. A la vérité un pareil changement serait avantageux, s'il pouvait s'opérer d'une manière régulière, successive et sans violence. Mais comme ce changement consiste principalement dans une juste proportion des alimens, si on n'y procède pas d'une manière régulière, les malades s'en trouvent très-mal, surtout lorsqu'ils prennent la tisane entière. Ils en seraient même lésés, encore qu'ils ne fissent usage que de son suc, comme ceux qui usent d'alimens liquides, quoiqu'ils le soient beaucoup moins que les autres. Il faut s'éclairer également sur la conduite à tenir en pareil cas, par la connaissance du régime des personnes bien portantes; car si tel régime, variable de sa nature et par ses changemens, est capable de produire de si grandes différences chez ceux qui jouissent de la santé; à plus forte raison, comment n'en produiraient-ils pas chez les malades, et surtout dans les affections aiguës?» (*Traité du régime dans les maladies*. Paris, trad. franç., § 4, p. 15.) Ce sont là les grands principes de l'art de guérir, que l'on veut contester aujourd'hui au père de la médecine, qui en est réellement le créateur ou l'inventeur.

Voici la preuve de l'insigne mauvaise foi et de la profonde ignorance du soi-disant critique d'Hippocrate, dont il a dit que tout médecin raisonnable rougirait d'être l'imitateur, sans qu'il soit jamais question du point capital, de la méthode curative. Notez bien, mes chers lecteurs.

1 RÉFUTATION DE L'ASSERTION DU DOCTEUR RASORI

Anaxion (Malad. 8e des *Epidémies*, liv. III), qui demeurait près des portes de Thrace, à Thasos, fut attaqué de fièvre aiguë avec douleur continue au côté droit et toux sèche; point d'expectoration les premiers jours; soif, insomnie, urine colorée, ténue et très-copieuse. Le sixième jour, délire; nul soulagement par les fomentations; augmentation de la fièvre; continuation de la douleur pleurétique, toux fatigante; respiration gênée. Le huitième jour, saignée du bras, (il s'agit d'une fièvre ardente, bilieuse, inflammatoire.) Le sang coula largement, comme il le fallait: diminution de la douleur de côté; toux toujours sèche. Le onzième jour, rémission de fièvre; petite sueur autour de la tête; toux; expectoration un peu plus abondante. Le seizième jour, commencement de coction des crachats; soulagement. Le vingtième, sueur; intermission de la fièvre. L'état d'amélioration se soutint après la crise; mais il y avait de la soif, et l'expectoration n'était point encore tout-à-fait louable. Le vingt-septième jour, récidive de la fièvre; toux qui amena beaucoup de crachats cuits; urine avec beaucoup de sédiment blanchâtre; absence de soif, respiration facile. Le trente-quatrième jour, sueur universelle; point de fièvre. Tout est jugé. (Pages 258 et 259, avec le texte grec en regard de la traduct. franç.)

Galien fait justement remarquer, dans ses *Commentaires: de Respiratione difficili*, qu'Hippocrate avait indiqué Anaxion, comme ayant été saigné seulement au huitième jour, par une exception rare aux préceptes de pratique du divin vieillard. Car, s'il se fût agi seulement de citer une observation de pleurésie, rien ne lui était plus facile. Que l'on cesse donc de reprocher à notre célèbre auteur, d'avoir fait une mention particulière de maladies, qui se sont terminées d'elles-mêmes, ou qui n'ont pu être efficacement combattues par les secours de l'art? Les observations de fièvres épidémiques présentent rarement des terminaisons favorables; mais elles ont le rare mérite d'être une copie fidèle des symptômes caractéristiques qui leur sont propres, et qui les font reconnaître aussitôt par les médecins les moins exercés, pour des fièvres essentielles. C'est toute ma réponse à l'audacieux détracteur de la gloire d'Hippocrate. On a bien voulu insérer dans le *Journal universel des Sciences médicales*, année 1816, page 121; la diatribe du docteur Rasori. J'eusse mieux aimé ne pas la voir figurer dans un recueil où nos jeunes médecins vont puiser chaque jour des documens précieux sur l'art de guérir. On a même eu le courage de citer la source de ce mensonge révoltant, sous ce titre : *Analisi del preteso genio d'Ipocrate, Milano*, 1799, pag. 10, 11, 17, 26, 31. Je ne veux pas affliger mes lecteurs de cette pitoyable rapsodie, aussi inutile que fastidieuse et de mauvais goût. Elle ne devait jamais sortir de la source impure d'où elle a été tirée; car tout médecin, ami de son art, doit surtout être jaloux de conserver intacte l'autorité la plus respectable en médecine; et c'est ici que je dois dire avec Marcion à ses adversaires : » Vous avez votre évangile, et moi j'ai le mien. » Mais le mien est le plus ancien : il doit être respecté, parce qu'il a pour lui l'autorité du temps et l'assentiment de tous les médecins, les plus célèbres de l'antiquité.»

Faisons voir que le médecin doit savoir la chimie et la pharmacie, et s'attacher surtout à l'observation. Non-seulement, il doit prescrire des médicamens, mais encore déterminer la méthode de les administrer. L'espèce de maladie, le tempérament, l'habitude, le goût des malades exigent que les prescriptions aient des formes particulières. Si le médecin ignore l'art de formuler, comment pourra-t-il indiquer les remèdes les plus utiles, ou les plus agréables? comment pourra-t-il juger si le pharmacien a rempli son devoir, s'il a donné à un médicament la forme prescrite? Si le médecin n'a aucune connaissance de la chimie, comment connaîtra-il les principes médicamenteux? comment portera-t-il un jugement sain sur chaque substance? saura-t-il distinguer les vrais médicamens de cette foule de préparations inutiles ou dangereuses qui déshonorent nos traités de matière médicale? classera-t-il ses vues thérapeutiques et les propriétés médicales de chaque substance? La chimie seule lui apprendra à choisir, par exemple, la magnésie dans le nombre des terres calcaires à qui on accorde cette propriété; elle lui démontrera que les yeux d'écrevisses, la chaux tirée des coquilles d'huître ne sont utiles qu'autant qu'en petite quantité, elles peuvent neutraliser beaucoup d'acide; elle jettera un juste mépris sur toutes ces terres bolaires, que la superstition a placées au nombre des médicamens anti-acides; elle fera voir l'inutilité des eaux distillées, tirées des plantes inodores; elle apprendra aux praticiens, que les graisses sont les mêmes dans tous les animaux; que c'est une puérilité impardonnable, de préférer celle d'ours à l'axonge ; que c'est regraisser un bouillon que d'y ajouter du blanc de baleine; elle démontrera la charlatanerie des élixirs, des électuaires et confections inventés de mille manières: elle prouvera que le principe aromatique, l'huile essentielle dans les potions excitantes, jouit des mêmes vertus générales que ces substances aromatiques ; qu'elle est excitante, tonique, antispasmodique ; que les amers sont fébrifuges et stomachiques; les acides, antipatrides ou antiseptiques et rafraîchissans ; les alcalis, échauffans, diurétiques; les savonneux, apéritifs; les eaux minérales sulfureuses, diurétiques, purgatives, fondantes; les sels neutres, amers, purgatifs ; les huiles (celle de ricin est un purgatif assez fort), relâchantes ; les mucilagineux, émolliens, tempérans, relâchans; les oxides des métaux et acides minéraux, âcres, fondans et corrosifs ; que ce sont en général des poisons, et souvent des remèdes héroïques dans les maladies chroniques. Mais sans la chimie, chaque jour de pratique sera marqué par de nouvelles bévues : on verra sortir de la main du praticien, des monstres thérapeutiques. Il mêlera tranquillement dans une formule les acides et les alcalis, croyant qu'ils jouissent chacun de leurs vertus; il ajoutera l'huile avec la manne, il torréfiera la rhubarbe. S'il ordonne un apozème anti-scorbutique, il prescrira tous les crucifères. Veut-il tempérer, rafraîchir? il ordonnera sept ou huit substances acides ; jamais il ne sentira les inconvéniens funestes des préparations pharmaceutiques, ni la supériorité des médicamens simples; il révérera superstitieusement ces fameuses compositions qui ne sont, aux yeux du médecin chimiste, que des amalgames de substances indigestes, qui se nuisent réciproquement ; il estimera les pierres précieuses et l'or, comme d'excellens médicamens. Jamais il ne saura se frayer une nouvelle route éclairée par le flambeau du scepticisme. Jamais il ne comprendra que les formulaires nous ayant transmis une foule de substances inusitées, inertes, dangereuses, avec autant de confiance et avec un ton aussi positif que pour les médicamens vraiment utiles, nous sommes en droit de douter de leurs décisions; que, puisque des médecins instruits nous les ont donnés comme ayant tous été examinés, éprouvés, et que cependant le plus grand nombre sont démontrés inutiles, ridicules et sans effet, nous sommes en droit de douter de leurs observations. Car, quoique nous disions que la chimie est le flambeau de la science des médicamens, nous ne pouvons rien statuer sans l'expérience pratique. Ainsi, la chimie éclairée de l'observation, peut bien nous démontrer l'utilité d'un médicament, mais elle ne nous apprendra jamais dans quelle maladie il est utile. Le médecin chimiste sera d'autant plus méfiant sur les vertus que nous ont transmises les anciens praticiens, qu'il sait combien il est difficile de faire une bonne observation; il n'ignore pas que le plus souvent ils ont attribué la guérison des maladies à certains médicamens, tandis qu'elle était uniquement due à la nature.

Toutefois, pour conclure, nous dirons que l'art vient le plus souvent très-utilement au secours de la nature, et qu'il y aurait la plus grande impéritie à attendre des événemens critiques, sans avoir pris toutes les précautions nécessaires ou même indispensables, pour se mettre à l'abri d'un danger imminent. Mais pour mieux faire sentir la vanité de ceux qui sortent de la vraie route de l'observation, tirée des indications naturelles, et qui inventent des systèmes pour plier tout au gré de leur imagination; il me suffira de dire ici en passant, qu'une demi-once de casse en un seul verre, de deux jours l'un, répétée pendant plus de six semaines, a guéri complètement d'une jaunisse avec dureté au foie, madame R., que toute autre médication n'avait pu soulager. Pourquoi? parce qu'il s'agissait tout simplement de favoriser ou rétablir le cours des déjections alvines, et d'entretenir ainsi artificiellement la liberté du ventre; ce qui est devenu effectivement une crise naturelle dans cette circonstance. A la vérité, on avait apposé un vésicatoire sur la tumeur du foie, et appliqué plusieurs fois des sangsues au siége, prescrit des bains, l'eau de Seltz et de Sedlitz ; mais l'état de la malade était devenu inquiétant, et ne s'est réellement amélioré que par la purgation. Voilà bien un exemple de l'utilité de la *Méthode d'observation*. Je dois ajouter que l'autopsie fait découvrir souvent des lésions organiques, ignorées pendant la vie. Ainsi, une perforation des parois de l'estomac par un ulcère dans l'étendue d'un pouce, avec des bords amincis et arrondis, peut provenir d'un virus cancéreux. L'ouverture du corps de M. Gail, faite en ma présence par MM. Martin et Vallerand, et dirigée par M. le baron Portal, l'a prouvé. Quatorze ans auparavant, M. Gail avait été opéré d'un cancer au sein par M. Boyer. Ceci n'a pas besoin de commentaires : les virus sont indestructibles ; il y a ainsi des maladies inguérissables : ce serait donc une ingratitude et une tyrannie intolérables, que d'accuser les médecins d'impuissance pour des faits semblables. Voilà pourtant ce que les novateurs ne veulent pas admetre, en promettant toujours la guérison. Ils ne voyent pas que l'anathème rejaillit souvent sur la science elle-même, et la déconsidère aux yeux du public.

Ainsi, pour donner une idée de la prodigieuse quantité d'écrits publiés sur l'hydropisie, il suffit de savoir que Hefter seul en rapporte plus de dix huit cents articles dans son *Musæum disputationum physico-medicum tripartitum*, edit. nov, tom. I

Litaniæ Lusatorum, in-4°, tom. II, *ib.*, 1764, in-4°. Ceci a été rapporté par Bacher, auteur d'un excellent *Traité sur l'Hydropisie*, in-8°, Paris, 1776.

« On conçoit de là, dit l'auteur, p. 728, qu'il arrive souvent que des malades dont l'affection ne peut être combattue heureusement que par une méthode combinée et réfléchie, succombent à la force d'un faux système mis en pratique avec présomption et opiniâtreté. » C'est donc la méthode d'observation suivant la doctrine d'Hippocrate, qui est ici la plus exacte. C'est pour soutenir ces vérités fondamentales et les développer sur le texte même des œuvres de ce père de la médecine, que l'ancienne Société des professeurs de l'École de Médecine de Paris me fit l'honneur de m'inscrire sur la liste de ses correspondans. Je dois ajouter qu'en 1819, l'honorable baron Larrey m'a assuré lui-même, de vive voix, chez un de mes cliens, que mon tour d'élection était venu pour être nommé son collègue associé, résident de la même Société. Un suffrage aussi distingué manquait à ma Préface; je m'empresse d'en prévenir mes lecteurs. (*Voyez* le rapport de la Société de l'École de Médecine, p. xxxvj. )

# COMMENTAIRES

SUR

# LES APHORISMES

# D'HIPPOCRATE.

## SECTION CINQUIÈME.

### APHORISME PREMIER.

La convulsion occasionée par l'ellébore est mortelle.

C'était un point de doctrine très-important parmi les anciens, a dit le professeur Pinel (*Traité de l'Aliénation mentale*, pag. 355), que l'usage de l'ellébore contre la vésanie, le choix, la préparation, l'administration de ce végétal, les remèdes préliminaires, les précautions propres à seconder ses effets pernicieux, car l'expérience avait prouvé que ce drastique produisait quelquefois des superpurgations violentes, des vomissemens opiniâtres, des convulsions, des inflammations des intestins, et la mort même. (Voyez ELLÉBORE et ELLÉBORISME de l'*Encyclopédie médicale* et du *Dictionnaire des Sciences médicales.*) La désuétude dans laquelle est tombé ce remède doit exciter sans doute peu de regrets, soit qu'on considère que son administration se réduisait à un aveugle empirisme, soit qu'elle fût dépourvue de tout fondement solide, c'est-à-dire de la connaissance historique des diverses espèces de l'aliénation mentale. La médecine, maintenant éclairée par les progrès de la chimie et de la botanique, est bien plus en harmonie dans le choix des purgatifs et des émétiques, puisqu'elle en possède de très-simples, et que leur action peut être déterminée avec précision. Mais on doit toujours regarder les médicamens comme des moyens accessoires dont on fait un usage d'autant plus indiscret, qu'on a des vues plus étendues et des ressources plus assurées dans l'ensemble des autres moyens moraux et physiques, pour combattre l'aliénation mentale.

Un contemporain (1), médecin de l'Hôtel-Dieu, a dit : Je n'ai vu qu'un malade à qui j'aie donné

(1) Feu M. Bosquillon. Voyez tome 2, page 217, des *Élémens de Médecine pratique* de Cullen, avec les notes du traducteur. (Paris, 1787, 2 vol. in-8.)

l'ellébore blanc, après lui avoir fait tirer plusieurs livres de sang, parce que les autres vomitifs avaient été inutiles. Le vomissement fut suivi de convulsions terribles, mais il guérit de l'apoplexie, et il mourut dix-huit mois après d'une hydropisie de poitrine qui succéda à un érysipèle.

Nous savons que l'ellébore noir était donné comme vomitif par Hippocrate. Mais le climat doit sans doute influer beaucoup sur la vertu des plantes : ainsi, par exemple, nous savons par les récits des voyageurs, que les paysans russes mangent en salade les feuilles de cigüe et d'aconit *lycoctonum* et les jeunes pousses du *rhus toxicodendrum*, qui dans nos contrées seraient des poisons mortels. Les Russes mangent indifféremment toutes les espèces de champignons, après avoir eu soin de les faire macérer dans de l'eau-de-vie, qui dissout la partie extracto-résineuse dans laquelle réside le poison ; ce fait est extrait d'une brochure intitulée *Moyens de remédier aux poisons*, par J. B. Sage, de l'Institut de France (Paris, 1811). Il est reconnu que le suc d'ellébore est vénéneux. Cartheuser rapporte, que des blessures faites avec des traits chargés de suc d'ellébore noir sont mortelles, quoique la décoction de cette même plante, prise intérieurement, lâche seulement le ventre et ne produise aucun mauvais effet continu. Ce qu'il y a de certain, Hippocrate, *Traité du Régime dans les maladies aigües*, a prescrit l'ellébore noir dans la pleurésie;

mais la dose n'y est point déterminée ; on sait seulement que cette plante était incorporée avec la racine d'aunée, et de panais, bouillie dans l'oxymel. Ceci mérite beaucoup d'attention. Les contre-stimulistes en Italie, à la tête desquels est le chef de secte Rasori, administrent l'émétique à haute dose dans la pleurésie et peripneumonie; et d'autres médecins français ont adopté cette méthode perturbatrice.

Mais nous avons dit, qu'Hippocrate n'ordonnait dans la pleurésie l'ellébore noir, qu'après l'avoir fait cuire avec d'autres racines adoucissantes dans le miel et le vinaigre, qui est l'antidote de l'opium, de la cigüe, de l'aconit napel, de la belladone. *strychnine*, de la jusquiame, de la mandragore ou *stramonium*. D'après l'observation de feu M. Bosquillon, l'ellébore blanc n'avait subi aucune préparation ni coction. Or, nous savons tous que le manioc et la pomme de terre sont des alimens très-sains après la cuisson : la préparation ancienne de l'ellébore indiquée par Hippocrate était la décoction même de la plante dans le miel et le vinaigre. J'ai donc démontré que notre auteur ne prescrivait pas l'ellébore d'une manière empirique, et n'était pas exposé à tenter l'expérience dangereuse qui en a été faite par un auteur moderne.

## APHORISME II.

La convulsion à la suite d'une blessure est mortelle.

---

Galien indique le débridement et l'élargissement des plaies, en recommandant surtout l'étude de l'anatomie comme indispensable pour guider la main du chirurgien dans l'application de l'instrument. Il fit la perforation du sternum par le trépan; l'exfoliation de cet os et des côtes lui permit de voir distinctement les battemens de cœur à nu. Les plaies du poumon et de l'estomac arrivaient très-souvent aux gladiateurs; les entorses, les luxations et les fractures se remarquaient aussi particulièrement chez les athlètes et les lutteurs. Ces exercices se renouvelaient tous les jours dans les gymnases. Pour les Grecs les jeux étaient d'institution divine. Virgile nous en donne une idée dans la description des funérailles d'Anchise; Homère les avait décrits au sujet de la mort de Patrocle. Comment peut-on croire qu'Hippocrate n'ait pas connu tous les accidens qui pouvaient résulter des blessures? mais il suffit de lire les *Traité des Plaies de la tête*, *les Bandages*, *des Fractures*, *des Luxations*, et le second livre des *Prédictions* ou *Prorrhétiques*, pour se convaincre de sa prudence dans le traitement des plaies, où il y avait à craindre les convulsions.

L'expérience a depuis long-temps fait connaître combien sont dangereuses les plaies qui intéressent les articulations, surtout lorsqu'elles sont faites par des projectiles qui fracassent l'extrémité des os et altèrent plus ou moins la disposition de leurs surfaces articulaires. L'amputation du membre blessé est alors le moyen que l'on croit le plus ordinairement devoir employer, pour soustraire le malade aux graves accidens qui ne tardent pas à se manifester. C'est contre cet usage, peut-être trop général, que s'élève M. Bégin dans un *Recueil de Mémoires de Méd. chirurg. et pharm. milit.*, vol. XVI ; et les nombreuses observations sur lesquelles il s'appuie, tendent à prouver qu'on peut par un traitement antiphlogistique actif et bien dirigé prévenir le danger, ou même, sans mutilation, dissiper des symptômes alarmans déjà développés. Des évacuations sanguines locales et abondantes, des lotions émollientes et une diète sévère forment la base du traitement qui est, je crois, généralement suivi, depuis longues années, dans tous les hôpitaux de France ; toutefois il s'agit de prouver dans ces mémoires, que le traitement antiphlogistique par les sangsues a préservé des militaires de l'amputation des membres, laquelle semblait inévitable, à la suite de blessures au genou, au coude-pied, à l'articulation humero-cubitale. Cet article mérite une méditation particulière, et ne peut que solliciter vivement l'attention de nos célèbres chirurgiens. Les convulsions dont parle ici Hippocrate peuvent avoir trait aux plaies faites par des flèches empoisonnées, aux blessures des animaux venimeux ou qui sont attaqués de la rage. Les belles expériences de MM. Rafeneau-Delisle et Magendie nous ont fait connaître les effets délétères de l'*upas tieuté* avec lequel les Indiens empoisonnent leurs flèches et tuent les animaux qu'ils poursuivent à la chasse ou leurs ennemis, presque aussitôt que le trait a été lancé, tant est grande l'activité de ce suc vénéneux introduit dans la plus légère blessure; il suffirait même pour tuer en un instant quiconque se serait imprudemment piqué avec une de ces flèches empoisonnées, que l'on conserve comme objet de curiosité dans nos cabinets d'histoire naturelle. Si c'était un doigt, par exemple, qui fût piqué, son ablation subite pourrait mettre à l'abri du danger.

Le fils du sieur Drack, mordu dernièrement au doigt indicateur par un serpent à sonnettes, se fit abattre aussitôt ce doigt, et prévint ainsi une mort inévitable, à laquelle son père avait succombé peu de temps auparavant par la morsure du même reptile; la cautérisation avait été faite par M. le chevalier Pihorel, médecin à Rouen, où l'accident eu lieu. Un mémoire détaillé a fait connaître les progrès du venin, les symptômes et l'auptosie; ce fait très-curieux a été communiqué à l'Institut de France.

Si l'on applique une ligature sur un vaisseau ouvert qui fournit abondamment du sang, on arrête aussitôt l'hémorrhagie. Ce moyen était connu fort anciennement. Il a été pratiqué par Galien, qui paraît s'en être servi seulement pour la ligature des artères des membres, dont au reste il ne paraît pas avoir fait l'amputation; ce n'est donc que dans le sphacèle qu'il a employé ce moyen. Celse ne cite aucune des grandes amputations, où l'hémorrhagie est si redoutable, quoique l'on sache bien aujourd'hui s'en rendre maître soit par la ligature, soit par la compression immédiate; on ne craint même pas de lier l'artère iliaque au-dessus de l'arcade crurale; la carotide, la sous-clavière, l'axillaire, en un mot, la chirurgie moderne a fait de si grands progrès qu'il est impossible de lui refuser sa haute prééminence sur tout ce qui nous est transmis à ce sujet par les traditions. Celse, disons-nous, a indiqué (lib. VII, *cap. ultimo*, *De Re medica*, pag. 498) qu'il fallait lier en deux endroits le vaisseau ouvert dans les grandes plaies ou blessures; ensuite, il a dit autre part (lib. V, *cap.* XXVI, n. 21, pag. 290, 291) qu'il fallait couper le vaisseau entre les deux ligatures, puis en rapprocher les extrémités jusqu'à ce que les deux orifices fussent opposés l'un à l'autre. Après Galien, tous les médecins et chirurgiens arrêtaient l'hémorrhagie par les caustiques lors de l'amputation des membres. Vésale décrivant cette opération *Chirurg. Magn.* (lib. v, cap. XII, pag. 1081) recommande d'inciser les chairs jusqu'à l'os avec un rasoir rougi au feu, et de brûler profondément les grands vaisseaux avec des fers rouges. Paré, qui redoutait une méthode si cruelle et qui avait vu plusieurs personnes ainsi opérées, mourir après de grandes souffrances, fut le premier, comme il l'affirme lui-même (lib. XII, cap. XXXVIII), qui dans l'amputation disséqua et lia les vaisseaux : il les allongeait avec des pinces, en les attirant à lui, puis les comprimait par une double ligature : si après la chute de celle-ci, l'hémorrhagie se renouvelait, il traversait alors avec une aiguille les chairs voisines, et serrant le fil par-dessus un plumaceau appliqué sur le vaisseau, il fermait ainsi son ouverture. Cest aussi la méthode de Scarpa, suivie par M. Roux à l'hôpital de la Charité. (Voyez *Bulletin des Sciences méd.*, t. II, p. 180.) M le professeur Richerand a démontré, dans son excellent ouvrage sur les progrès de la chirurgie, que les ligatures plates se roulent lorsqu'on les serre et qu'elles agissent absolument comme les ligatures rondes; les vaisseaux iliaques étant à découvert (dans un anévrysme de l'artère crurale), M. Richerand les éloigna au moyen de son doigt, attira l'artère à lui, la saisit de dedans en dehors à l'aide d'un crochet plat et mousse, percé d'une ouverture à son extrémité, et introduisit ainsi une ligature immédiatement au-dessous de l'artère, en dégageant l'instrument.

---

## APHORISME III.

La convulsion ou le hoquet succédant à une hémorrhagie est funeste.

---

On emploie en général les ligatures pour arrêter une hémorrhagie produite par l'ouverture d'une artère ou d'une veine, dans les plaies ou blessures, surtout après les amputations des membres. En effet cette méthode est bien préférable à toutes les autres, surtout aux cautères actuels et potentiels; car, l'eschare une fois tombée, on voit se renouveler l'hémorrhagie, au lieu qu'ici il se forme un thrombus dans l'intérieur même du vaisseau; au moyen de l'inflammation il devient un bouchon qui s'oppose à l'effort du sang comprimé par la ligature, jusqu'à ce qu'il acquière plus de consistance et fasse corps avec la substance même de l'artère. C'est ainsi que l'a expliqué Petit, célèbre chirurgien de Paris ; nous ne croyons pas qu'on puisse l'expliquer autrement aujourd'hui.

Il y a des hémorrhagies, avec plaies, où les convulsions et les défaillances ne sont pas mortelles; voici une observation qui le prouve. Un jeune homme de vingt ans, ayant tenté de se suicider, se fit une large plaie au cou avec une serpette ; il s'ouvrit la trachée-artère un peu au-dessous du larynx, mais il fut arrêté par la résistance des cartilages et tomba en défaillance. Je le vis environ six heures après la blessure : il avait des mouvemens convulsifs des membres ; toute sa chemise était remplie de sang; on voyait le fond de la trachée, dont l'ouverture transversale permettait la sortie immédiate de l'air venant du poumon, de sorte qu'il n'en parvenait plus par le larynx : ce corps était découvert dans l'étendue de plus de quatre pouces ; il remontait et était visible à l'œil nu, chaque fois que le malade toussait ou avalait ; l'air s'échappait à travers les lèvres de la plaie ; le son se formait à volonté, mais il fallait abaisser la tête sur la poitrine. Il n'y eut point d'emphysème, quoique le lendemain l'appareil eût été arraché de vive force par le malade et que l'hémorrhagie se fût renouvelée avec des faiblesses. Je parvins à contenir l'irascibilité du sujet, en le forçant à rester nuit et jour le corps à demi fléchi sur la poitrine et la tête aussi très-rapprochée du thorax. Insensiblement des bourgeons charnus se formèrent sur les cartilages; l'intervalle de l'ouverture se remplit, et la plaie se cicatrisa en vingt et un jours; je fus même obligé de la toucher avec le nitrate d'argent fondu. J'ai vu d'autres blessures à peu près semblables, dans les mêmes circonstances, et qui ont été guéries de même.

---

## APHORISME IV.

La convulsion ou le hoquet après une purgation immodérée est fatale.

---

Nous avons dit (comment. *aph.* 1er) qu'un célèbre professeur avait annoncé comme un fait prouvé que la prescription de l'ellébore se bornait à un pur empirisme : nous avons démontré combien cette assertion est inexacte. Il ne nous sera pas difficile maintenant de faire sentir qu'Hippocrate a connu tout le danger de l'irritation et de l'inflammation des organes gastriques; on n'en peut douter, par les extrêmes précautions qu'il a prises afin de prévenir les accidens mortels qu'entraîne la superpurgation, soit par l'état d'inanition excessive des vaisseaux, soit, plus particulièrement encore, par l'inflammation et la gangrène de l'estomac et des intestins. Nous ferons d'ailleurs remarquer en passant, que l'action délétère des poisons végétaux âcres ou stupéfians peut être assez forte, pour occasioner des convulsions mortelles sans laisser aucunes traces sur l'estomac et les intestins, en agissant directement sur le système nerveux ou sur le cerveau.

Hippocrate connaissait parfaitement le danger de la purgation immodérée. Le traité *Du Régime dans les Maladies aiguës*, le premier livre des *Prédictions* ou *Prorrhétiques* indiquent parfaitement les faits de médecine pratique, où les purgatifs sont favorables ou dangereux.

Nous adoptons dans la catégorie des nouveaux médicamens : le *cyanum de potasse*, le *cyanure de zinc*, l'*éther iodure*, les *iodures de mercure*, l'*huile de croton*, le *piperin*, l'*acide prussique*, *hydrocyanique*.

Éclairé, dit M. Magendie, par les effets de nouvelles expériences sur les animaux vivans, je n'ai pas hésité à employer l'huile de *croton tiglium* comme médicament. J'en ai donné, à l'Hôtel-Dieu à Paris, à plusieurs malades, hommes ou femmes, confiés à mes soins; les résultats en ont été on ne plus satisfaisans. Une ou deux gouttes mêlées à une demi-once de sirop ont purgé doucement et abondamment quinze malades placés dans diverses circonstances. Les effets ont paru si avantageux que plusieurs élèves de l'hôpital ont désiré d'essayer cette huile sur eux-mêmes, et plusieurs s'en sont servis avec avantage, et m'ont témoigné leur satisfaction.

M. Magendie ne manquera pas d'accueillir avec bienveillance l'observation qui lui est soumise pour son *Formulaire sur les nouveaux Médicamens;* il serait peut-être bon que les procédés et les moyens d'analyse rapportés par lui fussent un peu plus détaillés, de manière à dispenser les pharmaciens de recourir aux travaux originaux pour préparer les substances qui s'y trouvent décrites.

Ce vœu, qui est celui des estimables rédacteurs du *Bulletin des Sciences médicales*, mérite d'autant plus d'être accueilli pour le bien de l'humanité.

Il faut donc répandre le plus qu'il est possible les lumières de l'instruction. Au nombre des médicamens anciens réputés poisons on doit ranger surtout dans la première classe : le sublimé corrosif (solution aqueuse), l'arsenic (teinture), nitrate d'argent (*idem*), le muriate d'or, le sulfate de cuivre, l'acétate de plomb, le sel de saturne, les acides minéraux, la teinture de cantharides; dans la seconde classe se trouvent : le vin antimonié, le tartre stibié à haute dose, le kermès minéral, qui sont des vomitifs ou des purgatifs très-puissans et quelquefois deviennnent des poisons; la cinchonine, l'émétine, le sulfate de kinine, dans des cas d'irritation grave de l'estomac et des intestins, peuvent aussi être dangereux, suivant la prédisposition et l'état actuel des organes digestifs; il en est ainsi des autres médicamens irritans. Voilà ce qu'un médecin sage et prudent ne doit jamais perdre de vue dans le traitement des maladies.

---

## APHORISME V.

Si un homme ivre est frappé tout à coup de mutisme, il périt dans les convulsions, à moins qu'il ne soit pris de fièvre, ou qu'à l'instant même de la dissipation de l'ivresse il n'ait recouvré la parole.

---

« Des hommes adonnés aux excès de boissons, qui avaient éprouvé des douleurs de tête habituelles ayant été ouverts, on leur a trouvé toujours le cerveau plus ou moins atteint d'inflammation ou d'autre altération, souvent avec celle des membranes, il est vrai, mais souvent aussi sans qu'on puisse apercevoir en elles aucune affection morbifique.

» Les morts subites produites par l'ivresse habituelle et les céphalalgies ont été accompagnées de spasmes ou d'affections convulsives des divers muscles du corps, de l'épilepsie, de paralysie ou même de l'apoplexie, quelquefois cependant les accidens se sont bornés à l'affection d'un seul organe, à la diminution ou à la perte de la vue, de l'odorat, de l'ouie, à la faiblesse ou à la stupeur d'un membre, ou à des mouvemens spasmodiques de ces diverses parties, selon que les congestions sur les membranes du cerveau produisaient la compression plus ou moins grande de telle ou telle partie du cerveau, dont tels ou tels nerfs affectés émanent.» Portal, *Traité d'Anat. méd.*, in-4°, tom. IV, pag. 22.)

Si l'ivresse est récente et non habituelle, il est possible qu'elle se borne à la seule irritation des nerfs de l'estomac et qu'elle ne laisse ensuite aucune trace de sa présence. Un sommeil profond, ordinairement avec ronflement, un pouls fort, plein et tendu, la respiration plus ou moins profonde et une sueur copieuse sont ordinairement les signes de l'ivresse produite par le vin ou les liqueurs spiritueuses; quelquefois, il y a délire ou fureur et convulsion. La plus grande ressemblance existe ici avec l'apoplexie.

Les observations anciennes et modernes se réunissent ici pour prouver l'efficacité des saignées jusqu'à défaillance dans les convulsions opérées par l'abus des liqueurs spiritueuses. On trouve dans les *Commentaires* de Van-Swieten (tom. III, pag. 532) l'observation suivante, qui a évidemment trait à notre sujet: Un jeune Suisse se mit en mer par un temps très-chaud, et fit un usage immodéré de vins très-forts, d'où il tomba dans la manie: il fut guéri par des saignées répétées, des sangsues appliquées aux tempes et une diète sévère, lorsque l'ardeur de la saison et de nouveaux excès de boisson, ayant causé une grande raréfaction du sang, furent suivis de la manie; mais les bains d'eau froide furent très-utiles au malade, en même temps que l'application de la glace pilée et les affusions d'eau froide sur la tête, après avoir d'abord rasé les cheveux: la guérison radicale fut ainsi obtenue. Enfin Fabrice de Hilden rapporte plusieurs guérisons de manie opérées presque sur-le-champ par la section de l'artère temporale. Toutefois nous ne parlons que des saignées ordinaires dont le succès a parfaitement répondu à notre attente.

Il faudrait se conduire d'après ces principes dans le traitement de l'épilepsie accidentelle surtout chez les adultes. J'ai ainsi guéri un homme agé de cinquante-deux ans attaqué de convulsions avec écume à la bouche: j'ai ordonné une saignée du bras jusqu'à défaillance; elle fit cesser à l'instant les convulsions. Je pourrais citer plusieurs faits semblables.

Si l'on était appelé auprès d'un homme mort-ivre et dans un état d'apoplexie, il faudrait agir sur les extrémités avec des révulsifs puissans, tels que l'eau très-chaude dans laquelle on plongerait les mains à plusieurs reprises, au point d'y faire élever des cloches; faire apposer des synapismes aux jambes, donner 25 ou 30 gouttes d'éther dans deux ou trois cuillerées d'eau avec du sucre; j'ai vu dernièrement un homme qui a été ainsi rappelé à la vie; il évacua beaucoup par haut et par bas, le lendemain il se portait bien.

## APHORISME VI.

Le tétanos est mortel en quatre jours; passé ce terme, la guérison est possible.

---

La *Revue Médicale* du mois de juin 1824 contient l'analyse d'un mémoire où un auteur moderne veut prouver que les névralgies dépendent presque toujours d'une irritation fixée dans la substance médullaire des nerfs. M. le baron Portal a donné aussi la même explication dans son ( *Traité d'Anatomie médicale*, vol. IV, ), Paris, 1804. Il s'agit d'admettre une irritation qui n'a aucune tendance à se convertir en inflammation pour la production de l'épilepsie ou du tétanos, tandis que quelquefois au contraire les névralgies sont dues à l'inflammation du névrilème, et se distinguent l'une de l'autre par certains caractères spécifiques. L'auteur rapporte dix observations recueillies à la clinique de l'Hôtel-Dieu, et il en tire les conclusions suivantes : « L'inflammation des nerfs est une des causes des névralgies, mais de celles qu'on observe le plus rarement. » Il a y aussi des névralgies produites par la pléthore sanguine; je citerai à ce sujet l'observation suivante. Le sieur L***, limonadier rue Saint-Antoine, avait éprouvé depuis plusieurs années, au printemps, une névralgie (ce que l'on nomme vulgairement un tic douloureux) de la tempe et de l'oreille droite. L'accès nerveux commençait toujours par une vive douleur avec convulsion des muscles du pavillon de l'oreille et du muscle temporal, de manière que l'on voyait alternativement s'abaisser, se relever et se porter en avant le pavillon de l'oreille, tandis que la figure devenait très-rouge, l'œil enflammé, la parole brève, le pouls plein et très-developpé, la peau très-chaude. Il y avait alors de l'altération et de la fièvre. Pour prévenir ces accidens ou les faire cesser, il fallait toujours renouveler la saignée du bras, aussitôt l'arrivée du printemps. Une céphalalgie plus ou moins intense et la rougeur de la face précédaient les accès. Les bains synapisés et la limonade suffisaient ordinairement après la saignée pour dissiper cette névralgie, qui dépendait ici évidemment de la pléthore et d'une sorte de congestion sanguine au cerveau.

L'auteur du mémoire dit encore « que la névrite a son siége dans le névrilème et dans le tissu cellulaire, qui réunit en faisceau les divers filets qui forment les nerfs ; mais indépendamment de l'inflammation, divers accidens graves peuvent se manifester sans laisser aucune trace de leur présence, et même se reproduire par une irritation permanente de sympathie d'un organe avec les nerfs du cerveau, ou avec les ganglions du trisplanchnique ou grand sympathique, qui communique avec presque tous les nerfs de la moelle épinière. C'est ainsi que l'épilepsie et le tétanos surviennent à la suite de légères piqûres, de passions tristes, ou à la vue d'objets effrayans, ou même par une simple irritation mécanique. Voici une observation rapportée dans le *Bulletin des Sciences médicales;* cet excellent recueil, où je l'ai puisée, a été rédigé sous les auspices de M. le baron de Férussac, qui publie maintenant, sous le titre de *Bulletin universel des Sciences, Lettres et Arts,* dédié à monseigneur le Dauphin, une statistique générale des connaissances géologiques et scientifiques répandues dans tout le globe. « Un enfant de neuf ans, d'un tempérament nervoso-sanguin, à la suite de mauvais traitemens, tomba dans un état comateux, avec pouls petit, lent, intermittent, pupilles resserrées, insensibles à la lumière, respiration stertoreuse; l'habitude générale du corps était froide et les extrémités gelées; il y avait trismus. L'auteur ayant reconnu l'existence d'une vive affection cérébrale, fit de suite appeler un chirurgien pour pratiquer une saignée, et, en attendant, couvrit la tête de compresses trempées dans l'eau froide et chauffa les pieds. Mais, sur le midi, les convulsions générales se déclarèrent, le pouls devint très-fréquent et presque insensible, et ce petit malade rendit de l'écume par la bouche. Alors on ouvrit la jugulaire, dont on tira environ quinze onces de sang. A mesure que le sang coulait les convulsions cessèrent, le pouls devint plus élevé et plus régulier, le malade ouvrit les yeux, et, une demi-heure après la saignée, l'enfant chercha à balbutier et à se lever. Depuis lors les accidens cessèrent entièrement, et l'enfant recouvra une parfaite santé. » (Extrait du *Bullet. des Sc. méd.*, tom. VI, pag. 292.)

---

## APHORISME VII.

L'ÉPILEPSIE qui se déclare avant la puberté peut alors changer; mais celle qui survient à l'âge de vingt-cinq ans, est le plus souvent mortelle.

---

DANS les exanthèmes on observe souvent, dit Van-Swiéten, surtout chez les jeunes sujets, que peu de temps avant le dépôt de la matière morbifique à la périphérie du corps, il y a un paroxysme d'épilepsie, qui s'apaise aussitôt après l'éruption et ne reparaît plus dans aucun temps de la vie. J'ai connu beaucoup de jeunes sujets, ajoute l'observateur, qui éprouvaient une attaque d'épilepsie vers le temps de l'éruption de la petite-vérole, et qui ensuite ne s'en sont jamais ressentis de leur vie. Il en est de même dans d'autres exanthèmes, tels que ceux relatifs à la fièvre miliaire, scarlatine et pétéchiale, qui, aussitôt qu'ils rentrent, donnent naissance à de nouveaux accès d'épilepsie, jusqu'à ce que le virus soit entièrement expulsé et porté à la peau. J'ai été témoin de la rentrée de deux éruptions de la rougeole chez deux jeunes sujets âgés de quatorze ans, qui éprouvèrent subitement le délire et des convulsions, par la rentrée des boutons qui avaient paru à la peau; tous deux furent garantis par les synapismes aux jambes; l'application des sangsues réitérées au cou, et d'un large vésicatoire à la nuque : ces moyens ayant fait reparaître les boutons, le danger a cessé aussitôt. Je cite ici particulièrement le fils de mon ami M. le professeur G***, que j'ai ainsi guéri.

J'ai vu plusieurs enfans attaqués de convulsions que l'on croyait être épileptiques, et dont la guérison s'est opérée avant la puberté, soit par l'expulsion de vers intestinaux, soit par la menstruation chez les personnes du sexe; comme il est arrivé des convulsions et quelquefois l'épilepsie à de très-jeunes sujets dont on avait arrêté imprudemment une hémorrhagie du nez, ou l'éruption des dartres ou de la teigne. M. le professeur Alibert, dans son excellent ouvrage intitulé *Précis théorique et pratique sur les Maladies de la peau*, 2 vol. in-8°, Paris, 1822, a rapporté, à la cinquième autopsie cadavérique, l'observation d'un jeune homme âgé de vingt-deux ans, traité à l'hôpital Saint-Louis d'une teigne faveuse depuis plus de six mois. Ce fait, extrêmement intéressant, résulte de l'examen de la boîte osseuse du crâne dans la partie qui correspondait aux boutons : « On observait, dit-il, que les pariétaux étaient très-amincis et offraient une altération très-remarquable dans le tissu diploïque; les os du reste du corps étaient d'une friabilité extrême; les côtes se brisaient par le moindre effort. » (Tom. I, pag. 64 et 65.)

Une femme de trente-huit ans (1), dit Van-Swiéten (*Comment. in Aph. Boërhaav.* tom. III, pag. 450), était attaquée depuis douze ans d'épilepsie; dans le commencement elle éprouvait d'abord un accès tous les mois; ensuite le mal avait tellement fait de progrès que la malade supportait jusqu'à quatre et cinq violens accès par jour, qui duraient une heure et plus; elle se trouvait à la fin comme hébétée et stupide, et tout-à-fait incapable de vaquer à ses occupations domestiques. Tous les médicamens lui avaient été administrés sans aucun succès, et la maladie continuait avec une nouvelle force. Cependant le paroxysme commençait tou-

(1) Ce fait est rapporté à l'article CAS RARES du *Dict. des Sciences méd.*, tome IV, page 243. C'est par erreur que Vic d'Azyr est cité pour témoin de ce fait, qui sans doute sera rectifié dans une nouvelle édition.

jours à la partie inférieure de la jambe, par les muscles gastrocnémiens, ensuite montait vers la tête, et alors la malade tombait en convulsion avec écume à la bouche. Un médecin présent au moment de l'accès, comparant la jambe affectée avec l'autre, ne pouvait y reconnaître aucune différence. Résolu de tenter une opération hardie, il enfonce son scalpel, à la profondeur de deux doigts environ, et découvre au fond de la plaie un corps dur, cartilagineux, de la grosseur d'un pois, sous les muscles; mais le trouvant adhérent au nerf, il l'en sépare. Après avoir saisi ce corps étranger avec des pinces, il en fait l'extraction, ce qui est à peine terminé que la malade sort tout à coup de son accès, et s'écrie qu'elle se trouve très-bien. Elle vécut ensuite exempte de cette cruelle maladie, ayant recouvré toute la force de son esprit et sa vigueur corporelle comme auparavant. Il faut rapprocher cette observation de celle d'un homme qui prévenait les accès en se liant fortement la jambe, et qui périt pour n'avoir pu assez tôt faire cette ligature; le siége de la maladie était dans l'aine. La gravité des accès augmente chez les adultes, parce que leur constitution plus forte et plus pléthorique, les expose davantage à l'apoplexie.

## APHORISME VIII.

Les pleurésies non jugées entièrement par l'expectoration en quatorze jours, se changent en empyème.

---

Dans toute complication de maux, quels qu'ils soient, dit expressément Stool, le premier soin que l'on doit avoir est celui de l'inflammation : *Atque in omni phlogoseos concursu cum aliis vitiis quibuscumque, prima ratio habenda est inflammatio.* Sitôt que la présence de l'inflammation est reconnue, dit-il encore en s'appuyant de l'autorité de Boërhaave, dans cet état il faut sur-le-champ et de toutes ses forces, tenter la guérison, qui s'obtient 1° par la saignée forte et répétée et par l'application de sangsues au côté; 2° par l'usage des cataplasmes émolliens; 3° par des boissons continuelles, tièdes, ayant les mêmes vertus; 4° en s'abstenant toujours avec précaution de tout ce qui est âcre ou stimulant en fait de boissons, d'alimens, de médicamens; 5° en évitant le refroidissement ou la suppression de la sueur, et les affections morales vives: 6° en persistant dans l'usage de ces moyens jusqu'à ce que tout le mal soit dissipé et n'ait pas reparu au moins de trois jours. (*Præcepta et Monita*, (*Aphorismes*, pag. 80, trad. de Mahon.) Stool a joint ses aphorismes à ceux de Boërhaave.

L'auteur du *Traité des Emissions sanguines* (t. 1, p. 283) s'exprime ainsi : Autant la saignée capillaire est préférable chez les individus faibles ou atteints de la maladie à un degré modéré, autant dans les conditions opposées, l'ouverture de la veine est indispensable : souvent aussi le concours des deux modes de saignées est-il indiqué par la ténacité de la phlegmasie locale, après que l'on a désempli le grand système de la circulation, que surchargeait une masse sanguine exubérante. Il faut recourir aux saignées directes par les sangsues.

Senac, auteur d'un *Traité sur les Maladies du cœur*, a dit : « On a trouvé des cœurs qui n'avaient qu'un ventricule, dans d'autres on a observé une ouverture dans la cloison : or dans de tels cœurs tout le sang ne passe pas par les poumons. Ces observations nous ramènent à ce que nous avons déjà établi, savoir qu'il n'est pas nécessaire que tout le sang traverse les vaisseaux pulmonaires; la vie subsiste sans aucun dérangement des fonctions animales, quoique les poumons ne reçoivent qu'une partie du sang : de toutes ces observations l'on doit conclure que le sang circule par le moyen des artères, du tissu cellulaire et des veines. » Robert, qui adopte cette conclusion, a dit auparavant: « La manière dont le sang découle d'une plaie ordinaire est encore pour moi un puissant motif de croire que dans les extrémités artérielles mêmes, il ne marche pas en conséquence du mouvement imprimé par le cœur. La lymphe ou le suc nourricier ne sort pas de la surface d'un ulcère par sauts ni par jets; sa sortie est insensible, elle se fait par manière d'exsudation. » (*Traité de Médecine*, tom. I, pag. 109.) C'est, d'après ce cercle vicieux, que l'on croit pouvoir substituer les sangsues à la saignée, qui en diffère beaucoup. Mais n'est-il pas bien étonnant que l'on veuille enlever à Hippocrate l'honneur d'avoir établi le premier, les principes fondamentaux de l'art de guérir? Que prescrit-il dans son *Traité du Régime dans les Maladies aiguës?* de saigner dans la pleurésie du côté douloureux, de faire couler le sang par une large ouverture de la veine et très-abondamment; enfin de pousser la saignée, s'il le faut, jusqu'à la syncope, dans la pneumonie, la squinancie, la glossite, le vomissement de sang, l'apoplexie, l'hépatite aiguë.

Van-Swieten (*Comment. in Aphor. Boërhaav.*) a cité, d'après Triller, l'observation de deux jeunes gens menant le même genre de vie, attaqués de pleurésie en même temps et par la même cause, que l'on saigna des deux bras opposés : or celui dont on ouvrit la veine du côté affecté, quoiqu'il délirât beaucoup et fût atteint très-grièvement, se rétablit aussitôt, il ne fut pas nécessaire de réitérer la saignée; l'autre au contraire, qui en avait souffert une plus copieuse du pied, n'en éprouva aucun soulagement, et il fallut lui en faire une autre du bras du côté affecté, après laquelle il guérit heureusement par une crise, mais deux jours plus tard que le premier. Triller passe pour l'auteur de cette observation. Voilà une autre question résolue sans avoir besoin de recourir à des milliers de volumes sur la préférence bien ou mal fondée de la saignée du pied; dans l'hémoptysie, j'ai vu d'anciens médecins ordonner cette saignée; quant à moi, j'avoue que j'ai toujours préféré celle du bras; les motifs de cette prédilection sont palpables. Il n'est pas possible de prouver que la veine saphène soit plus près du cœur que la médiane ou cubitale; or cette dernière remonte directement vers la brachiale, et celle-ci vers l'axillaire et la sous-clavière, le sang rentre dans la veine cave supérieure, qui le reçoit directement des artères du même côté du bras et de la poitrine: ainsi comment veut-on démontrer que, s'il y a congestion de sang au poumon, on opère sur-le-champ une dérivation ou une déplétion aussi prompte par la saphène que par la saignée du bras? cela est impossible. Il en est de même si, au lieu d'ouvrir directement la veine du bras ou la jugulaire, dans les fortes douleurs de tête et les inflammations ou phlegmasies des méninges, du cerveau et de la moelle épinière, on préfère les sangsues. L'artériotomie même me paraît trop négligée dans les fièvres cérébrales. Aretée, Oribase, Alexandre de Tralles l'ont recommandée dans leurs écrits. En effet les jugulaires communiquent directement avec les carotides; mais les veines externes de la tête en sont éloignées, et les saignées capillaires ne produisent pas la déplétion profonde des organes internes.

Dernièrement on a aussi prescrit l'émétique à haute dose dans le traitement de la pneumonie. Feu M. Laennec adopta cette méthode d'après le docteur Rasori, chef des contre-stimulistes en Italie. Il commence par 4 ou 6 grains dissous dans 6 onces environ d'infusion de feuilles d'oranger fortement édulcorée; ensuite il en élève graduellement la dose. Le docteur Rasori débute ordinairement par 12 grains d'émétique pour le jour et autant pour la nuit, dissous dans une pinte d'eau d'orge; puis il porte la dose à un gros, un gros et demi et même plus. Témoin de l'administration de ce médicament à l'hospice clinique de la Faculté, M. Lagarde rapporte quatorze observations de diverses affections telles que pleurésies, pneumonies, apoplexies qui ont été traitées par cette méthode. Les dernières observations de son mémoire, nous apprennent que le *rhumatisme aigu*, la *chorée*, l'*hy-*

*drocéphale* ont été également traités avec succès par le même moyen. On doit conclure de ces faits que l'usage intérieur de l'émétique est loin d'être aussi dangereux qu'on le pense généralement. Cependant il serait à désirer que l'on pût donner des raisons physiologiques propres à expliquer l'action du tartre stibié dans ces affections, sur la diversité de ses effets dans bien des cas. ( *Archiv. génér. de Médec.*, mai 1824. Pinel fils. )

Mais j'indique ici l'*Anatomie médicale* de M. le docteur et baron Portal, notamment les tom. IV et V ( de *Splanchnologie*, in-4°, Paris, 1804) ; et si l'on veut approfondir ce sujet, on peut également recourir au *Traité d'Anatomie pathologique* de Lieutaud, par M. le baron Portal : *Historia anatomico-medica sistens numerosissima cadavera humanorum exstispicia, quibus in apricum venit genuina morborum sedes ; horumque reserantur causæ, vel patent effectus* (2 v. in-4°, Paris, 1767.) Il y a plus de six cents observations uniquement basées sur des ouvertures cadavériques, fruits de lésions mortelles de l'estomac et des intestins, constatées à l'occasion des médicamens âcres, de l'émétique et des poisons; d'autres ouvrages du savant et célèbre professeur baron Portal font mention de lésions semblables. Jusqu'à ce que nous ayons changé la nature de l'homme, je ne crois pas que l'on puisse donner avec plus de sécurité qu'autrefois l'émétique, qui n'a point changé de nature.

## APHORISME IX.

La phthisie survient surtout de dix-huit à trente-cinq ans.

---

Ce serait une grande erreur de croire qu'on ne devient jamais phthisique avant dix-huit ans, ni après trente-cinq ans; il n'y a rien de plus ordinaire que de voir survenir la phthisie chez les femmes et les filles lors de la cessation entière du flux menstruel, c'est-à-dire à l'âge de quarante-cinq à cinquante ans. La phthisie est ensuite la conversion d'une maladie précédente mal jugée ou mal guérie : c'est ainsi qu'elle survient, même dans les premières années de la vie.

J'ai plusieurs fois observé, dit M. le professeur Bosquillon, surtout chez les enfans de dix à douze ans, une espèce de phthisie particulière qui s'annonçait généralement par un accès de fièvre assez considérable. Cette fièvre ressemblait à celle qui accompagne le catarrhe, et se modérait au bout de peu de jours; mais on n'y observait pas les mêmes rémissions que dans la fièvre étique : elle était presque continue; le visage paraissait continuellement rouge et enflammé. Les malades se plaignaient d'éprouver un sentiment de chaleur considérable dans la poitrine. Quelques-uns, particulièrement ceux qui étaient avancés en âge, disaient sentir quelque chose qui les déchirait. Ils expectoraient chaque jour (au commencement par un vrai catarrhe bronchique à la suite de toux ferine, après la rougeole mal sortie, ou mal guérie, ou rentrée) au moins une livre de matière écumeuse semblable à de la salive ou a de l'eau que l'on a fait mousser en y dissolvant du savon. J'ai vu aussi le même symptôme chez les adultes. La marche de cette maladie est plus rapide que celle de la phthisie ordinaire; elle enlève communément ceux qui en sont attaqués en quatre mois, souvent plus tôt, rarement plus tard. J'ai vu ainsi plusieurs enfans mourir à la suite de toux catarrhale après la rougeole, notamment une petite fille de l'imprimeur de cet ouvrage, laquelle a succombé dans le dernier degré de marasme, et avec tous les phénomènes de la phthisie, après avoir subi successivement toute la dégénérescence des humeurs et l'anomalie des fonctions, la toux, le crachement du pus, la diarrhée, la chute des cheveux, et la suppression de l'expectoration, qui a été mortelle après quatre mois de maladie. Mais il arrive si communément de voir des phthisies se déclarer chez des jeunes gens de dix-huit à vingt-cinq ans qu'il serait superflu d'en rapporter des observations. Que la phthisie soit accidentelle ou héréditaire, elle commence presque toujours par l'hémoptysie ou le crachement de sang : mais dans celle qui est tuberculeuse, comme chez les sujets scrofuleux, il arrive souvent que la maladie fait des progrès jusqu'à la formation des cavernes par la perforation des poumons; tandis que les sujets, dans le dernier degré de phthisie, crachent beaucoup de pus, et peu ou point de sang.

---

## APHORISME X.

La métastase de l'angine sur le poumon est mortelle en sept jours; passé ce terme, il y a à craindre l'empyème.

---

La squinancie qui a son siége dans les voies aériennes est la plus dangereuse de toutes. Le croup, l'angine trachéale et laryngée sont les diverses dénominations employées par les auteurs en médecine, pour en indiquer le traitement. Il arrive aussi que la violence de l'inflammation fait dégénérer promptement en gangrène et en escharres les parties violemment irritées (on ne peut guère concevoir cette terminaison que par l'acrimonie de la bile) ; une sanie plus ou moins âcre corrode les amygdales, détruit les parties voisines, corrode les piliers du voile du palais, et carie même les os, recouverts ici par une membrane charnue très-épaisse ; quelquefois l'ulcération se communique au larynx, s'étend à la trachée-artère, attaque les bronches et le tissu interlobulaire du poumon ; alors on voit malheureusement succéder la phthisie laryngée à une squinancie qui ne s'est annoncée d'abord que par l'aphonie, la difficulté de respirer, avec une douleur au-dessous du larynx et une fièvre assez légère ; la voix devient tout à coup croupale, c'est-à-dire rauque ou aiguë, avec émission du son dans de longues inspirations ; les quintes de toux sont quelquefois suffoquantes ; le cou se renverse en arrière, et les malades expirent dans une violente orthopnée. Ces accidens, pour être combattus efficacement, doivent être attaqués promptement et avec hardiesse. Si c'est un adulte, les saignées doivent être faites abondamment et jusqu'à la syncope, sans différer. Si c'est un enfant âgé de moins de six ans, il faut préférer les sangsues, et les laiser couler jusqu'à ce que la figure pâlisse et que les traits s'affaissent ; donner un vomitif avec un grain d'émétique dans six onces de liquide et un peu d'eau distillée de fleurs d'oranger, par cueillerées à bouche, de quart d'heure en quart d'heure, jusqu'à ce que les vomissemens surviennent; appliquer un vésicatoire au cou ; donner une boisson adoucissante, telle que l'eau de gomme avec le sirop de guimauve ; faire prendre des fumigations avec l'éther et la fleur de sureau. J'ai guéri plusieurs enfans du croup, que j'ai traités d'après ces principes. J'ai aussi dissipé en peu de temps plusieurs squinancies trachéales, chez des jeunes gens de quatorze à seize ans, par le moyen de fortes saignées du bras et de sangsues autour du cou, à la racine de la trachée et des bronches : des sueurs copieuses sont survenues ; je puis dire avec vérité que j'ai fait ainsi avorter la maladie. Le célèbre Galien a suivi les mêmes principes, d'après Hippocrate.

## APHORISME XI (1).

Dans la phthisie, si on expectore des matières épaisses s'attachant sur des charbons ardens et exhalant une mauvaise odeur, et si les cheveux tombent, la maladie est mortelle.

(1) Je réunis le texte de ces aphorismes, parce qu'ils sont une suite nécessaire et la conséquence presque absolue des progrès de la même maladie, et qu'en les scindant, ce serait perdre de vue totalement l'utilité de l'explication.

## APHORISME XII.

Les phthisiques dont les cheveux tombent périssent avec la diarrhée.

## APHORISME XIII.

Le crachement d'un sang écumeux avec toux provient du poumon.

## APHORISME XIV.

Dans la phthisie la diarrhée est mortelle.

## APHORISME XV.

Si, dans l'empyème provenant de pleurésie, on crache entièrement le pus en quarante jours après l'ouverture de l'abcès, la guérison est possible ; autrement la maladie se convertit en phthisie.

---

Très-souvent les phthisies tuberculeuses marchent jusqu'à la fin avec leur cortége funeste, tel que le crachement de pus, les sueurs colliquatives et la diarrhée, sans la moindre apparence de sang dans l'expectoration : les crachats sont épais, jaunes ou verdâtres, et d'une odeur aigre qui saisit fortement l'odorat, comme les sueurs des phthisiques au troisième degré. La diathèse purulente, chez les sujets scrophuleux, est surtout visible par la couleur terreuse de la peau; chez les autres individus qui ont le cou long, la poitrine étroite, les épaules ailées ou comme détachées de la poitrine très-aiguë en avant ou déprimée; le crachement de sang, dis-je, précède toujours la phthisie. Ainsi, il faut bien distinguer l'hémoptysie par vice héréditaire ou faiblesse du poumon ou par défaut de conformation du thorax, du crachement de sang qui est la suite de coups, de chutes, de plaies, de contusions et surtout de l'hémoptysie accidentelle qui se manifeste dans l'inflammation de poitrine, ou pneumonie et la pleurésie. Dans tous ces cas, de fréquentes et d'abondantes saignées révulsives et dérivatives, générales et locales; des topiques, tantôt émolliens, tantôt irritans ou révulsifs; des ventouses sèches ou scarifiées appliquées vers le dos ou sur la poitrine, des synapismes aux jambes ou aux cuisses, sont nécessaires, et même indispensables presque toujours, pour prévenir la conversion du crachement de sang en crachement de pus: car ce dernier est la conséquence directe de l'inflammation du poumon ou de la plèvre, ou de ces deux parties à la fois. Comme il existe une pleuro-péripneumonie; il y a aussi la pleuro-péricardite et la péricardite simple:

on pourrait aussi reconnaître une pleuro-diaphragmite; mais, comme cette distinction ne change rien au traitement de la maladie, ou du moins comme les topiques irritans ne suffisent jamais seuls pour la guérir, et qu'il faut y joindre les saignées locales, et surtout opérer sur la circulation générale par d'abondantes et de fréquentes saignées du bras, qu'il faut même pousser quelquefois jusqu'à défaillance, c'est toujours afin de prévenir la suppuration dans quelque point de la poitrine ou de la plèvre, que l'on agit ainsi avec promptitude par une déplétion subite des vaisseaux sanguins; il faut diminuer encore la pléthore par la diète la plus sévère ; car le chyle provenant des alimens est reçu immédiatement dans la veine sous-clavière gauche, et de là il est porté rapidement dans les veines pulmonaires; conséquemment la pléthore sanguine est tout de suite augmentée par le chyle provenant des alimens. Voilà pourquoi il est surtout si nécessaire de veiller avec le plus grand soin, à ce que les malades atteints de fluxion de poitrine et de crachement de sang soient astreints à une diète extrêmement sévère, au point, comme l'a dit Hippocrate, de les rendre presque exsanguins; ce qui est surtout très-remarquable ici, puisque ce célèbre médecin établit son principe sur la privation même des alimens, comme nous le citerons encore en rapportant un passage du premier livre *Des Maladies* que nous avons traduit, en donnant la collection des œuvres de ce père de la médecine. Tout le danger de l'hémoptysie vient ici de sa conversion en phthisie. Mais le crachement de sang accidentel provenant d'inflammation du poumon ou de la plèvre peut donner lieu à une vomique ou à l'empyème; la première maladie se forme dans le parenchyme du poumon, et la seconde dans ses annexes ou dans les parties circonvoisines. Ainsi il faut, pour qu'il y ait crachement de pus, une inflammation préexistante, soit dans la membrane muqueuse bronchique de la trachée-artère, du larynx et du tissu interlobulaire répandu dans le poumon, soit dans le tissu cellulaire, ou à la surface des plèvres, costale, cardiaque, pulmonaire, diaphragmatique; la suppuration peut s'y développer, les tissus se détruire, s'ulcérer, et la phthisie naître accidentellement à la suite de l'empyème ou de la vomique; ce qui a été très-bien distingué par Hippocrate. Enfin, la perforation de la plèvre peut donner lieu au crachement de pus sans ulcère, et alors la maladie est curable. Il n'en est pas de même de la perforation du poumon par des tubercules: la vomique laisse plus d'espoir. « Enfin, la plèvre a été trouvée atteinte de gangrène, dit M. le docteur Portal (*Traité d'anatomie médicale*, tom. v, pag. 26, in-4°, Paris; 1804), dans divers sujets, qui étaient morts de péripneumonie, et alors la substance du poumon en était aussi affectée, quoique Rioland et autres célèbres médecins (1) aient assuré avoir trouvé cette membrane ainsi affectée sans aucune lésion du poumon dans des sujets morts de pleurésie, ce qui n'est nullement conforme à nos observations. » Le célèbre professeur de Paris est ici d'accord avec le père de la médecine, qui ne reconnaît qu'une seule et même maladie, l'inflammation de poitrine, dont les progrès sont plus faibles dans la pleurésie et plus forts dans la péripneumonie, et qu'il regarde comme la conversion de l'une en l'autre. « J'ai trouvé, ajoute notre célèbre professeur, la plèvre atteinte de gangrène dans un homme mort en peu de jours d'une fièvre maligne; il n'avait éprouvé ni difficulté de respirer, ni douleurs notables à la poitrine. » J'ai vu la cessation brusque de la douleur de côté, chez des femmes enceintes de trois à quatre mois, se terminer par la mort le quatrième jour de la pneumonie, quoiqu'elles eussent été copieusement saignées au bras; la fausse-couche avait eu lieu. La gangrène était produite ici par la violence de l'inflammation; le tissu du poumon se déchirait facilement sous les doigts. J'ai fait ces observations d'après l'autopsie, étonné d'avoir vu succomber en très-peu de momens des femmes jeunes et fortes, bien colorées, qui se disaient bien portantes, s'asseyaient sur leur lit, faisaient

(1) Observations de Lieutaud. *Hist. anat. med*, observ. 741-742, p. 84. Parisiis, 1767.

une fausse-couche le quatrième jour et mouraient le sixième. Outre les saignées générales, elles avaient perdu du sang considérablement par l'accouchement prématuré. Enfin, quelquefois dans l'inflammation du foie, il y a perforation du diaphragme et de la plèvre; l'épanchement se fait dans la poitrine, tantôt d'un sang rouge, tantôt d'un pus blanc, plus ou moins épais, que l'on a pris tantôt pour une vomique, tantôt pour un empyème, et souvent pour une phthisie pulmonaire; des vomiques du foie se sont vidées aussi dans la poitrine, d'où elles ont été expectorées C'est encore le traitement antiphlogistique qui convient; mais il demande d'autres moyens curatifs plus diversifiés.

J'ai connu une famille entière, composée de trois jeunes demoiselles et un frère, dont la destruction a eu lieu par la pulmomie, en commençant par la mère, par l'aînée des filles, âgée alors de vingt-cinq ans; ses sœurs, non mariées, l'ont suivie de près; le frère est mort à dix-huit ans aussi à la suite d'hémoptysie. Dans toute cette famille, alliée à M. B..., pharmacien, le crachement de sang avait précédé, puis la toux; et lorsque la fièvre s'est allumée, la maladie a marché rapidement vers son apogée: elle a paru suspendre ses ravages chez la jeune femme pendant sa grossesse, pour l'accabler ensuite d'une manière plus aiguë après l'ac couchement. Chez tous ces malades, la suppuration, la fièvre hectique, le marasme, la diarrhée, la chute des cheveux, la suppression des crachats et la mort ont été observés de la même manière. C'est donc une disposition originelle par une faiblesse des vaisseaux sanguins. En général, ceux qui sont plus particulièrement sujets à la phthisie ont les épaules saillantes, le cou long, la poitrine étroite, l'œil ordinairement vif et noir, et le blanc mat ou perlé, la peau très-blanche, l'émail des dents très-fragile et d'un aspect bleuâtre ou laiteux ; ces os s'écaillent ou se carient facilement, ou tombent rapidement dès les premières grossesses. J'ai traité et vu traiter un grand nombre de femmes phthisiques qui avaient toutes ces dispositions, et aucune n'a échappé. Madame Leroi, âgée de trente-quatre ans, a ainsi succombé à la phthisie pulmonaire, bien persuadée qu'elle avait passé l'âge où l'on mourait de cette maladie ; mais son mari et sa mère en avaient été victimes, l'un à vingt-huit, l'autre à trente-cinq ans. En un mot, les moyens antiphlogistiques les plus puissans, tels que saignées, ventouses, synapismes, vésicatoires, pommade stibiée, fumigations aromatiques, furent employés inutilement.

J'ai vu deux fils de M. ***, atteints de crachement de sang ; mais l'aîné ayant négligé sa maladie fut enfin pris de vomissement de sang, qui, renouvelé deux fois, a donné naissance au crachement de pus et à la phthisie pulmonaire ; tandis que le plus jeune s'étant résolu à subir de nombreuses saignées générales, et de fréquentes applications de sangsues au siége et à la poitrine, a fini par échapper; mais il a fallu qu'il fût presque exsanguin et réduit à la diète la plus excessive, comme l'a conseillé Hippocrate dans le premier livre *Des Maladies*. Ce grand médecin ne faisait pas la médecine d'expectation, comme quelques auteurs modernes, et surtout M. Broussais, le lui ont reproché; car il savait ouvrir les veines des deux bras en même temps. Voyez mon édition grecque-française des œuvres d'Hippocrate. Le père de la médecine y explique d'après les principes d'une saine physiologie le développement des tubercules, la suppuration de la plèvre ou l'empyème, et l'abcès du poumon ou vomique; il fait remarquer la différence de l'ulcération, et termine par les progrès de la phthisie. Les cavernes, en parlant du tissu pulmonaire, par une expression métaphorique, sont pour désigner la perforation du parenchyme.

## APHORISME XVI.

L'ABUS du chaud produit la flaccidité des chairs, la débilité des nerfs, la torpeur d'esprit, des hémorrhagies, des défaillances, et quelquefois la mort.

---

CHEZ les nouveau-nés les fontanelles présentent un écartement sensible des os; c'est pourquoi les premiers sont si sujets aux convulsions. Les adultes qui vivent dans une température froide et humide sont surtout attaqués du scorbut, qui cause la carie des os et qui entraîne les maux les plus graves, en commençant par la suppuration des gencives et la chute des dents. Au contraire, dans un air sec et chaud, toutes les fonctions s'exécutent avec liberté, les fonctions intellectuelles sont surtout bien développées, parce que le cerveau, les nerfs et la moelle épinière jouissent alors d'une grande activité; la sensibilité est aussi très-exquise : ainsi l'on a dit avec beaucoup de raison que les méridionaux l'emportent sur tous les autres peuples par leur agilité naturelle et la mobilité des fonctions intellectuelles. Mais c'est surtout dans les premières années que la chaleur, que l'on entretient soigneusement avec des vêtemens et des couvertures de laine dont on enveloppe les enfans, leur est favorable. C'est de même par des lotions tièdes et des bains chauds, que l'on favorise le développement et l'accroissement du corps; que l'on prévient les convulsions, les gourmes, les éruptions et la plupart des maux de l'enfance. Ce n'est que lorsqu'ils sont déjà grands, que l'on peut avec sécurité les habituer peu à peu à l'eau froide, pour les fortifier. Le chaud est aussi très-favorable aux personnes faibles, souffrantes, cacochymes, aux femmes et aux vieillards. Les jeunes gens et les personnes robustes doivent préférer le froid.

Le chaud est ami des nerfs, mais porté trop loin il relâche et affaiblit le tissu des membranes muqueuses, occasione des catarrhes, des fluxions et des paralysies. Quant à l'usage extérieur des couvertures de laine, dont on accable les malades pendant l'accès de chaud des fièvres ou des maladies éruptives, loin de favoriser la transpiration ou les sueurs, il en résulte un spasme de la peau, et une chaleur si excessive que le délire peut en être la suite, ainsi que la phrénésie surtout au commencement de l'éruption de la variole, de la rougeole, de la scarlatine : il faut donc ici que la chaleur soit modérée. Il n'est pas moins nécessaire de défendre l'usage des boissons chaudes prises avec excès ;

celles-ci, en excitant violemment la chaleur interne, sont une cause fréquente d'accidens graves, d'hémorrhagie, d'apoplexie. Van-Swieten rapporte dans ses *Commentaires*, que plusieurs médecins, dans le siècle dernier, avaient imaginé, pour donner plus de fluidité au sang, de conseiller le thé, le café, les liqueurs et toutes sortes de boissons très-chaudes, même aux personnes bien portantes, et qu'il en est résulté des langueurs d'estomac, des faiblesses, des convulsions, des syncopes, des paralysies et même des apoplexies fréquemment renouvelées. Feu Bosquillon, traducteur de Cullen, dit avoir été témoin d'effets semblables par la même cause. On voit une foule d'affections nerveuses, hystériques et hypochondriaques chez les personnes qui font usage d'un régime très-relâchant et surtout de café, de thé. Il en est de même des bains chauds, d'étuve et de vapeurs, soit sulfureux, soit aromatiques; si l'on ne prend pas les précautions convenables, on peut être frappé de paralysie ou d'apoplexie, en entrant dans un bain trop chaud : il y a une foule d'observations qui le prouvent; je pourrais citer plusieurs accidens de ce genre produits par la pléthore sanguine.

## APHORISME XVII.

Le froid cause des convulsions, des tétanos, des taches livides et des frissons fébriles.

---

En général l'ancien axiome d'Hippocrate et des médecins anciens, *le froid est l'ennemi des nerfs*, sera toujours vrai; et toutes les fois qu'une constitution faible et délicate laissera sans défense les organes de la sensibilité, le froid deviendra dangereux et pernicieux. C'est surtout pour les nouveau-nés que la funeste impression du froid est mortelle. Galien a fait remarquer que la coutume barbare de plonger les enfans dans l'eau froide pouvait le disputer à l'influence délétère de la peste, et il ajoute que les animaux, qui prennent tant de soin de leurs petits pour les soustraire aux injures de l'air et du froid, sont mieux dirigés par leur instinct que l'homme ne l'est par la raison; il compare la cruauté des mères qui permettent de se laisser enlever ainsi leurs enfans pour les plonger dans un bain froid, à la férocité des tigres : ainsi le célèbre philosophe de Pergame avait prononcé sa sentence, contre laquelle J.-J. Rousseau, si fertile en paradoxes, essaya de s'élever par les raisonnemens les plus opposés à l'expérience. Le docteur Andry a démontré que les enfans soumis à cette douloureuse épreuve étaient sujets à l'endurcissement du tissu cellulaire, et que beaucoup périssaient du tétanos et des convulsions.

En effet le froid rigoureux et continuel empêche la transpiration cutanée, resserre et contracte vivement les fibres organiques, empêche par cette contraction la circulation des humeurs près de la surface, et par là épaissit et durcit la peau ; il engourdit la fibre musculaire, gêne le mouvement des articulations, et par là ôte la souplesse et l'agilité au corps, gêne son accroissement ; et nous voyons que les nations qui habitent les contrées glaciales, comme la Laponie et le Groënland, sont petites et ont des formes raccourcies et désagréables. Nous avons vu à Paris deux nains lapons, frère et sœur, âgés de 46 ans ; les formes du premier étaient bien prises ; la hauteur de ces individus était à peine de trois pieds ; une barbe noire épaisse, nouvellement faite, ornait très-bien l'homme : la femme avait les chaires molles, blafardes et presque infiltrées ; elle était très-grasse et apathique, mais son frère, que j'ai vu, était très-bien proportionné et très-agile ; il portait très-bien le chapeau bordé et les épaulettes de général ; il parlait assez bien l'italien et le français : né en Finlande ainsi que sa sœur, ils vinrent très-jeunes en Suède, où ils furent élevés.

L'habitude fait donc que dans ce climat rigoureux, ccs petits hommes jouissent d'une agilité et d'une promptitude surprenante à la course, parce qu'ils sont nés à ces conditions et qu'ils sont formés par ce climat et pour ce climat, et que d'ailleurs leur peau épaissie par le froid est pour eux comme un vêtement naturel, qui défend l'organe nerveux du tact des impressions douloureuses d'un froid glacial et empêche ce froid d'altérer trop profondément la chaleur vitale. Mais l'homme accoutumé à une température plus douce, et dont la peau est plus perméable, éprouve dans ce froid excessif une immobilité et une rigidité qu'il ne surmonte que par la multitude des couvertures et l'assiduité de l'exercice. Nous disons que les enfans nouveau-nés sont surtout exposés à périr par le froid, parce que le cerveau et la moelle épinière sont à peine garantis de l'air extérieur par la peau très-mince qui les recouvre.

Le froid est une des causes les plus fréquentes des catarrhes; plusieurs auteurs ont néanmoins conseillé l'eau froide contre ces affections. Celse faisait laver la tête avec de l'eau froide ; c'était là, il faut le dire, une mauvaise méthode (*De Medicina*, lib. I, cap. V.) Diemerbroëck assure avoir vu un malade atteint d'une dysenterie désespérée, guéri en buvant beaucoup d'eau très-froide. *Observ. et*

*Curat. med.* 29. Dans la même maladie les lotions d'eau froide sur l'abdomen ont été vantées par Brefeld. Saïmolowitz a employé avec beaucoup de succès les frictions avec la neige sur les bubons pestilentiels. Un auteur moderne a dit : Je n'ai point d'expérience sur les avantages de cette méthode ; et je reste persuadé que la glace, tant à l'intérieur qu'à l'extérieur, serait évidemment pernicieuse dans la péricardite et la péritonite, qui sont presque toujours causées par un refroidissement. Certes, rien n'est plus commun que les pneumonies, causées par le froid et même par l'usage intempestif des boissons glacées.

## APHORISME XVIII.

Le froid est ennemi des os, des dents, des nerfs, de la moelle épinière ; le chaud leur est au contraire favorable.

On sait que le froid cause des gerçures, des engelures, et la gangrène à la peau et aux membres, surtout les plus éloignés du centre de la circulation ou du foyer de la chaleur vitale. La peau devient d'abord violette, parce que le sang veineux s'y est accumulé, arrêté; il s'épanche dans les cellules sous-cutanées sans pouvoir retourner à la circulation à cause de la constriction de la peau. De là viennent ces *perniones*, ces engelures des femmes et des enfans à peau lâche et molle, surtout s'il y a des alternatives de froid et de chaud. Le tissu plus serré de la peau des lèvres et d'autres parties se déchire bientôt et se crèvasse. Lorsque les membres sont glacés, blancs et roides, il faut bien se garder de les approcher du feu; car le sang se reportant alors trop fortement en ces organes à mesure que la chaleur vient à les dilater, il surviendrait une inflammation violente et une gangrène irrémédiable; mais il faut placer ces membres glacés dans de l'eau froide ou les frictionner avec de la neige, afin que la chaleur n'y pénètre que lentement; ces membres même se conservent en les couvrant extérieurement de glace, à mesure que la chaleur revient, comme on l'observe également sur des pommes glacées. Fab. Hildan., (*De Gangræna et Sphacelo*, cap. XIII; Van-Swiéten, *Comment. in Aphor. Boërhaav.*, in-4°, tom. I, Paris, 1765.) Ces effets sont bien plus apparens encore, dit Hippocrate dans le *Traité de l'Ancienne médecine*, quand, par exemple, il arrive à des voyageurs d'être surpris en route par la neige ou par un grand froid, de manière à avoir les mains, les pieds et la tête pour ainsi dire gelés. Ceux-ci lorsque la nuit est venue, s'approchant d'un grand feu, éprouvent aussitôt des cuissons et des démangeaisons; il leur survient même des *phlyctènes* dès que la chaleur les a pénétrés. *C'est ici un commencement de gangrène.* (Traduction française d'Hippocrate, in-12, Paris, 1823.) Dans le sphacèle, la mort est complète, les parties gelées sont entièrement désorganisées et noires; il faut en faire l'amputation, si elles ne tombent d'elles-mêmes après des douleurs et des souffrances inouïes; tandis que la longueur de la suppuration entraîne souvent la mort du sujet.

D'abord le sang du système capillaire extérieur étant refoulé au dedans, s'accumule vers le cœur; il reflue vers le cerveau et le poumon, où n'étant point renouvelé, il y a défaut d'irritabilité par le sang noir qui pénètre partout, suivant les belles expériences de Bichat, tandis que le sang rouge ne peut se reformer sous l'influence de l'air dans les poumons par la respiration, qui est alors suspendue.

On sent en effet, que l'impression d'un froid très-intense long-temps continué engourdit peu à peu tous les organes, et qu'il y a interruption de l'innervation; d'où résulte une tendance au *carus*, à l'apoplexie, par diminution de la sensibilité des nerfs. De là vient l'excessif penchant que l'on éprouve involontairement à succomber au sommeil par le grand froid, c'est aussi pour cela, que l'on dort plus long-temps et plus profondément en hiver qu'en été. Mais si l'on a l'imprudence de céder à ce sommeil léthargique causé par le froid, on périt presque toujours frappé d'une apoplexie, précédée d'asphyxie; souvent celle-ci est bornée aux parties les plus éloignées du centre de circulation; c'est ce qu'on nomme improprement membres gelés.

---

## APHORISME XIX.

ÉCHAUFFEZ les parties saisies par le froid, excepté celles qui sont attaquées d'hémorrhagie actuelle ou prochaine.

---

Si l'homme est exposé, dans l'état de repos, à un froid excessif, ou si ce froid est devenu encore plus violent, soit par lui-même, soit par l'action du vent qui renouvelle l'air et l'empêche de prendre, dans le contact de la peau, une température plus douce; ou si enfin les couvertures dont ce corps est défendu sont insuffisantes pour le garantir d'un violent refroidissement; alors, après un tremblement presque convulsif, la rigidité des membres augmente, les articles se meuvent difficilement ; il semble que les fibres musculaires ne peuvent glisser facilement les unes sur les autres, ou que la peau qui les recouvre forme une enveloppe dure et qui ne se prête plus au mouvement ; le sang s'arrête dans les vaisseaux cutanés, et la peau devient violette ou pâle ; les membres s'engourdissent, se roidissent, deviennent insensibles. C'est ce qui arrive aux jambes de ceux qui voyagent dans des pays très-froids, et aux extrémités peu mobiles et saillantes du corps, comme le nez, les oreilles. Or si le froid a saisi le corps en entier, il l'engourdit entièrement, et l'homme tombe dans un sommeil doux, exempt de souffrances et d'agitation ; les fonctions vitales s'amoindrissent peu à peu, le mouvement de la respiration échappe à la vue, l'haleine est presque nulle, le pouls ne se sent pas ; en général le mouvement cesse d'abord à la circonférence, et ce repos universel pénètre par degrés jusqu'au centre ; l'homme meurt, et ce passage de la vie à la mort n'est qu'un degré de plus, dont le moment est indéfinissable et la nuance imperceptible.

Il paraît, d'après divers faits consignés dans les ouvrages périodiques, que l'action d'un froid rigoureux peut tenir la vie de l'homme entièrement suspendue, pendant plusieurs jours sans la détruire. L'homme ainsi frappé de froid, sans mouvement, sans sentiment, sans chaleur apparente, ressemble en quelque sorte à ces animaux plongés dans le sommeil hivernal, qui ne donnent des signes de vie que quand le retour du printemps a ranimé la sensibilité, le mouvement et la chaleur dans les organes. Lorsque le froid n'a fait que suspendre les mouvemens vitaux, et que le corps qui en a été frappé cesse d'en recevoir l'influence délétère, c'est toujours du centre à la circonférence que se rétablissent les actions organiques : ainsi le cœur et les poumons reprennent peu à peu leurs mouvemens, et rendent progressivement la chaleur et la vie au tronc et aux membres. Or l'art, dans des cas semblables, doit imiter la nature. Si, pour rappeler à la vie un homme, dont tous les mouvemens sont suspendus par l'action du froid, on se hâtait de réchauffer les extrémités et la surface du corps, on déterminerait la gangrène, parce qu'une condition essentielle au rétablissement des mouvemens organiques dans ces parties, est qu'elles reprennent d'abord leur communication avec le cœur, qui est le centre de la circulation.

## APHORISME XX.

Le froid irrite les plaies, durcit la peau, occasione de la douleur sans suppuration; produit la gangrène, des frissons fébriles, des spasmes, des tétanos.

---

Il est remarquable que les effets du froid ne se bornent pas, comme on pourrait le penser d'après le sens même de cette sentence, aux seules ulcérations de la peau. Les plaies sont désignées ici sous la même dénomination générique; mais combien les effets sympathiques ne sont-ils pas multipliés! Le froid en général occasione les fièvres inflammatoires. Les maladies et les plaies, dit Hippocrate, livr. 1er (*des Maladies*, § 29, traduct. franç.), qui ne tendent pas essentiellement à la mort, mais qui, suivant l'occasion, ont une issue funeste, sont celles où il survient des douleurs intolérables, qui néanmoins peuvent s'apaiser si on sait bien les attaquer. Mais quelquefois tous les soins du médecin ne suffisent pas pour les guérir, tandis que d'autres fois elles se terminent sans sa présence. Il arrive aussi nécessairement, dans les plaies et dans certaines affections, des maux qui s'ajoutent à ceux qui existent déjà, comme les fièvres gastrique, adynamique ou ataxique, qui compliquent et rendent plus graves les blessures. On accuse les médecins parce qu'on ignore absolument cette complication inévitable ou cette sympathie. (Un blessé a une diarrhée ou une dysenterie par le froid; la suppuration se tarit, et il meurt.) Un médecin est appelé dans une hémorrhagie, et si le soulagement n'est pas assez prompt, ou si même il y a du pire, ce sont les soins mêmes prodigués qui en sont la cause; mais la guérison arrive-t-elle sur-le-champ, on ne lui distribue pas de même la louange; les malades croient qu'il doit souffrir leurs reproches.

Mais les plaies sont sujettes à l'inflammation, à la gangrène; il y a quelques-unes d'elles où il doit survenir nécessairement des douleurs, et il en est d'autres où il n'en survient pas. Un panaris entraîne le gonflement douloureux du bras et de l'aisselle; une petite plaie avec déchirure est suivie de tétanos, et une plus large se cicatrise promptement; une simple piqûre au doigt donne passage à un venin ou à un poison délétère, et l'ablation de la partie prévient les accidens; le bubon pestilentiel ne présente qu'un léger point noir à la peau; il n'occasione qu'une douleur très-légère, ou une simple cuisson, ou un sentiment de brûlure, et l'infection est générale; le phlegmon occasione au contraire des douleurs lancinantes, mais son siége est borné au-dessous de la peau, dans le tissu cellulaire. L'érysipèle n'occasione que la rougeur de la peau, tandis que la cause provient ordinairement de métastase générale de la bile du foie ou de la vésicule du fiel ; ou si celle-ci s'épanche dans les intestins elle produit le choléra et la dysenterie. Des applications extérieures acrimonieuses, humides et froides, sur les plaies ou blessures, n'ont pas toujours une action bornée : on observe en général que leurs bords, mis en contact avec l'air, se durcissent, se noircissent, se dessèchent ou se renversent, tandis que l'albumine se concrète et forme à la superficie une croûte qui se dessèche, mais sous laquelle le pus ou l'ichor s'amasse et corrode les chairs, détruit les bourgeons charnus au lieu de les protéger. C'est le contraire quand une chaleur douce garantit la plaie du contact de l'air, quoiqu'on ait cité des observations pour prouver les bons effets de l'eau froide, dont on s'est servi pour traiter les ulcères atoniques variqueux.

## APHORISME XXI.

Lorsque le tétanos attaque un jeune sujet, sans plaie, au milieu de l'été, des affusions abondantes d'eau froide rétablissent la chaleur, et celle-ci résout le spasme.

---

Toute application froide à la surface de la peau y détermine immédiatement un resserrement, une espèce d'astriction qui désemplit le système capillaire, produit la pâleur, se communique par contiguité aux parties sous-jacentes, arrête la transpiration et l'absorption, et refoule les humeurs de la circonférence au centre. Cette sédation des propriétés vitales dans les parties frappées par le froid peut aller jusqu'au sphacèle, si le froid est très-vif et qu'il soit prolongé; mais lorsqu'il n'est que modéré, son action primitive, beaucoup moins intense, est suivie d'une réaction qui augmente l'activité organique. La pâleur de la peau est alors remplacée par une rougeur générale, le pouls augmente de force et de fréquence, la transpiration est augmentée, et tous les mouvemens se font avec plus de liberté.

L'action primitive du froid sur l'organe cutané se communiquant aux parties sous-jacentes, on conçoit que le dégorgement des vaisseaux des méninges peut avoir lieu par l'application du froid sur la tête. De là l'utilité de ces applications dans les congestions cérébrales imminentes. Mais la cavité crânienne paraît être la seule des trois grandes cavités splanchniques, à laquelle l'action primitive du froid appliqué sur la tête se transmette comme par contiguité; et il est probable que chez un homme disposé à la péripneumonie, le froid appliqué sur les parois thoraciques pourrait développer cette maladie, de même que l'immersion des membres abdominaux ou même de tout le corps dans l'eau froide, peut chez certains individus, déterminer l'apoplexie. Souvent c'est de la réaction qui doit suivre l'action primitive du froid qu'on attend un effet avantageux. Mais cette réaction suppose nécessairement un certain degré de force; elle n'aurait pas lieu si l'individu était très-faible et que le froid fût appliqué sur une grande surface, comme dans les affusions : dans ce cas, le mouvement du cœur pourrait s'arrêter et la vie s'éteindre. A la vérité la percussion qui a lieu dans les affusions favorise la réaction, mais elle exige toujours une certaine énergie organique; de manière que les affusions, chez un individu très-débilité, ne feraient souvent qu'augmenter la faiblesse, et mettre la vie en danger. Un autre effet remarquable des applications froides, et notamment des affusions, est un ébranlement général dans tout le système nerveux; d'où peut résulter une révolution utile dans les maladies. Ainsi la sentence d'Hippocrate s'explique très-bien par ce qui précède: il importe que le sujet soit jeune, doué de forces, afin qu'il ne succombe pas par l'action même du froid, en rendant la réaction des forces vitales impossible; il faut encore que l'application du froid soit faite au milieu de l'été, surtout dans nos climats (car en Italie ou au Brésil, l'air atmosphérique constamment à 27 ou 30 degrés, prévient la trop grande concentration des forces à l'intérieur); il est en outre bien important qu'il n'y ait pas de plaie ouverte, car le froid détermine des spasmes, et le tétanos. Ainsi, tout se généralise ici dans la pensée d'Hippocrate, quoique l'on ait cité des exemples assez fréquens de pansemens faits sur des blessés dont les plaies furent lavées et recouvertes de compresses imbibées d'eau froide; mais, comme l'a fait observer feu Percy, ce n'est pas de l'eau à la température de la neige ou de la glace qu'on s'est servi, mais seulement de ce liquide tiède ou à peu près.

## APHORISME XXII.

La chaleur, qui est favorable à la suppuration, ne convient cependant pas à toutes les blessures, quoiqu'elle soit le meilleur signe de guérison : en effet, elle rend la peau plus souple, est résolutive, anodyne, contraire aux frissons fébriles, aux spasmes, aux tétanos; dissipe la pesanteur de tête; est utile dans les fractures où les os sont dénudés, et particulièrement dans les plaies ulcéreuses de la tête, et les autres ulcères avec mortification par le froid. Elle convient aussi aux dartres rongeantes, à l'anus, aux organes génitaux, à l'utérus, à la vessie. La chaleur vivifie toutes ces parties; le froid en est l'ennemi : il y éteint la vie.

---

Il n'est presque personne qui ignore les bons effets des applications chaudes et humides par rapport aux plaies et blessures; mais les ulcères atoniques, scorbutiques, gangréneux avec phlyctènes, tels que le charbon et la pustule maligne, ne se traitent point de même que le phlegmon, l'érysipèle et l'anthrax. Il faut aussi distinguer les tumeurs avec œdème ou empâtement des chairs, de celles où le gonflement est rénitent, la couleur rouge, et l'épaississement du tissu cellulaire plus ou moins grand; car, ici les applications froides seraient évidemment nuisibles, et, au lieu de conduire à la suppuration, elles feraient dégénérer la tumeur en squirrhe. Ce n'est donc qu'au commencement, où la résolution est possible, qu'un froid médiocre peut devenir utile, comme nous le dirons bientôt; mais lorsque la douleur est aiguë ou lancinante, une chaleur douce et humide, comme celle de l'eau tiède, des douches, des lotions, des fumigations et bains de vapeurs, forme autour de la plaie une sorte d'atmosphère humide qui relâche les papilles nerveuses, détend la peau, l'assouplit, tempère la chaleur, calme la douleur. Ainsi, les spasmes, le tétanos et les frissons fébriles s'apaisent par les bains d'eau tiède, qui agissent en détendant les nerfs. C'est aussi sur ce principe de dérivation des douleurs internes, et des mouvemens fluxionnaires portés de l'intérieur à l'extérieur, que l'on parvient à détourner les maladies rhumatismales, érysipélateuses, goutteuses; la douleur et la pesanteur de tête se dissipent par les bains de jambe, que l'on rend plus ou moins excitans en y ajoutant de la farine de moutarde ou du sel marin. Mais dans les plaies simples, les calmans, les mucilagineux sont les meilleurs moyens thérapeutiques; il faut ajouter l'usage intérieur des adoucissans, un bon régime, et quelquefois de légers purgatifs. Les fractures du crâne où les os sont dénudés demandent de plus grandes précautions; toutefois elles ne sont point aussi dangereuses que l'on pourrait d'abord le présumer, et il n'est pas rare de les voir guérir sans autres moyens que des lotions d'eau tiède, de la charpie sèche, ou des compresses imbibées d'eau de guimauve, quand leur complication a été dissipée par les opérations. Les lotions tièdes, les cataplasmes de farine de lin sont souvent les meilleurs résolutifs pour dissiper les tumeurs rouges et tendues qui annoncent des abcès. Les lotions et douches d'eau minérale de Barrège, ou sulfureuse conviennent mieux pour guérir les dartres, la lèpre, la teigne; mais il faut y joindre les révulsifs, surtout chez les enfans; ainsi les vésicatoires, les sétons à la nuque concourent puissamment à la guérison des ulcérations de la gourme et de la teigne: chez les adultes, les bains de siége, les lavemens, les injections et fumigations doivent être préférés.

## APHORISME XXIII.

Lorsqu'il y a hémorrhagie ou seulement danger de celle-ci, appliquez le froid, non sur le lieu même, mais aux environs et sur le siége de l'inflammation, pourvu que l'extravasation du sang soit encore récente et d'une couleur naturelle, car dans la phlogose déjà ancienne, la mortification est à craindre. Enfin le froid est utile dans l'érysipèle non ulcéré; autrement il y est nuisible.

---

Le sang, qui est un fluide très-composé, se fige et se congèle par le froid, par les acides végétaux et minéraux. Ainsi, on peut, soit intérieurement, soit extérieurement, espérer un prompt succès de ces moyens pour les plaies et contusions où l'extravasation du sang et l'hémorrhagie sont les premiers accidens. Vient ensuite l'inflammation ou la tumeur: la rougeur et la douleur désignent un travail préparatoire, soit pour la réunion des parties divisées, quand il y a solution de continuité, soit pour la résolution des tumeurs. Ceci s'opère naturellement dans les coups et les chutes qui agissent extérieurement en rompant les veines superficielles : la couleur de la peau change ; elle devient alors noire, puis jaune; elle se rétablit entièrement quand la résolution s'est opérée, comme dans le *thrombus* après la saignée du bras, ou dans l'*ecchymose* à la suite d'un léger froissement de la peau, ou des coups à la tête que l'on nomme *bosses*. Ces tumeurs se dissipent aussi par la compression, de même que l'hémorragie; mais elle ne peut être continuée quelque temps sur des parties très-douloureuses, et, d'ailleurs, l'inflammation s'y oppose. Ces applications froides sont insuffisantes pour arrêter une hémorrhagie un peu forte; nous avons indiqué les moyens d'y remédier. On ne doit pas appliquer le froid sur le lieu même de l'hémorrhagie, dit l'auteur de l'aphorisme, mais aux environs. Ceci semble impliquer et ne point concerner les plaies et blessures; car on ne peut, au contraire, trop se hâter d'arrêter le sang, et l'on ne parvient, en effet, à se rendre maître de l'hémorragie qu'en agissant directement sur le lieu même d'où elle provient, soit en liant le vaisseau, soit en le comprimant, ou en y appliquant l'eau froide ou les acides. Mais nous avons dit que la méthode d'Hippocrate était de généraliser les faits; il s'agit donc ici des hémorrhagies telles que le saignement de nez ou épistaxis, les hémorrhoïdes, la ménorrhagie, la perte utérine, la dysenterie, que je ne fais ici qu'indiquer pour sujets de ma proposition. Or, les ablutions d'eau froide sur la tête, ou des linges froids trempés dans l'eau et le vinaigre, appliqués sur le front, arrêtent l'hémorrhagie nasale. Le froid agit ici sympathiquement en resserrant les vaisseaux capillaires de la membrane pituitaire, et peut-être aussi ceux du cerveau. Le même effet a lieu par les applications froides dans le dos. Mais ces moyens ne sont pas sans occasioner de graves inconvéniens, quand on les emploie imprudemment : ainsi, on a vu survenir l'épilepsie, les convulsions et l'apoplexie pour des saignemens de nez arrêtés imprudemment chez des personnes qui y étaient fort sujettes, et il en est résulté chez quelques autres le crachement de sang et la phthisie. Il en est à peu près de même du flux hémorrhoïdal supprimé par des applications d'eau froide, ou même encore de la suppression des règles chez les femmes par des bains ou des lavemens d'eau froide et de vinaigre, quoique l'on administre des astringens et des boissons froides aux sujets atteints de vomissement ou même de crachement de sang considérable, et qu'il soit utile de traiter de même l'hématémèse et le mélæna. On voit, suivant le précepte d'Hippocrate, que ce serait sur le ventre et sur la poitrine qu'il faudrait faire des applications froides; mais celles-ci ne seraient pas sans danger : d'ailleurs, l'eau glacée ou la glace pilée introduite intérieurement pour arrêter l'hémorrhagie, offrirait des avantages qui seraient contrebalancés par la crainte de la gangrène ou de l'inflammation. Cependant, après les saignées générales et locales, ces moyens ne doivent pas être négligés; on s'y borne en général.

## APHORISME XXIV.

Les corps froids, comme la neige, la glace, sont ennemis de la poitrine; ils y excitent la toux, les hémorrhagies et les fluxions.

---

Un mémoire a été composé à l'occasion de la nécroscopie de deux individus qu'on suppose être morts de froid près deLeith, durant une nuit d'hiver avec neige, verglas et vent furieux. La similitude des traces laissées par la mort dans les deux cadavres fut la première chose qui frappa l'auteur, et qui plus tard dirigea ses recherches vers les congestions du cerveau en général.

Dans les deux cadavres, on observa la même fraîcheur et le même état de conservation des chairs dans l'abdomen, les mêmes congestions dans les mêmes viscères, et particulièrement la même rougeur de l'intestin grêle; la même absence de décomposition, d'odeur désagréable, de tympanite; le même état sain des autres viscères, à l'exception pourtant du pancréas de la femme. (Cette femme était très-âgée. L'autre cadavre appartenait à un individu d'une quarantaine d'années.)

Dans la tête on observa, chez l'un et chez l'autre, un état de vacuité des vaisseaux sanguins du cuir chevelu, une turgescence de ceux de la surface de l'encéphale, ainsi que des sinus. La substance cérébrale était saine : il y avait un épanchement séreux chez l'un, d'environ quatre onces, et chez l'autre de trois.

L'auteur cite plusieurs expériences faites sur des animaux qu'on a fait périr à force d'hémorrhagies, et partout le cerveau a présenté non-seulement la quantité de sang qu'il présente après d'autres genres de mort, mais encore il a été trouvé dans un état manifeste d'engorgement et souvent avec des épanchemens. Il établit en résultat général que, quoiqu'il soit impossible au médecin, par les moyens de déplétion vasculaire générale, de désemplir les vaisseaux sanguins du cerveau, il est néanmoins possible, par une hémorrhagie abondante, d'appauvrir ce sang d'une portion de sa partie rouge. La perte qu'on lui fait éprouver alors est remplacée, au moins pour la masse, par le sérum. Aussi les épanchemens séreux sont une conséquence inévitable de toute grande perte de sang. Cette doctrine paraît fort goûtée aujourd'hui en Angleterre ; nous ne croyons pas cette théorie mal ondée. Les fluxions et les hémorrhagies sont ici, le catarrhe pulmonaire, la pneumonie, la pleurésie, que l'on nomme vulgairement fluxion de poitrine; le crachement et le vomissement de sang du poumon, la phlegmatorrhagie ( de *Sauvages*, *nosol. méd.* ) La cause directe de ces maladies est le froid, qui produit l'inflammation, la distension et le déchirement des vaisseaux sanguins; les saignées, les vésicatoires, les ventouses scarifiées, les synapismes, sont ici absolument nécessaires pour appeler au dehors l'irritation. (Extrait du *Bulletin univ. Scien. méd.*, tom. 2, pag. 135).

---

## APHORISME XXV.

Les douleurs et tumeurs articulaires, goutteuses non ulcérées, et les convulsions, s'apaisent par les affusions abondantes d'eau froide; en effet un engourdissement modéré assoupit la douleur.

---

Les Anglais, toujours hardis dans leur thérapeutique, ont appliqué la glace sur des phlegmons et des érysipèles, et ils assurent en avoir retiré de grands avantages. D'un autre côté, des praticiens très-judicieux en ont observé des effets funestes. Hagendron rapporte qu'une femme affectée d'un érysipèle à la face, ayant appliqué des linges imbibés d'eau froide sur la partie enflammée, en éprouva un soulagement de courte durée, qui fut bientôt suivi d'un délire atroce et enfin de la mort. (*Hist. Med. physic.* cent. 1, historia 38). Ces observations contradictoires nous laissent dans la plus grande incertitude. (*Dict. des Scienc. méd.*, art. GLACE.) Toutefois, j'ai vu traiter par la glace un érysipèle de la face compliqué de phrénésie, et pour lequel on avait employé vainement plusieurs saignées du bras et du pied et les sangsues. Le délire étant survenu avec des symptômes de phrénésie, on appliqua de la glace pilée, sur la tête, et le délire fut apaisé presque aussitôt. Les érysipèles nommés vulgairement *coups de soleil*, et les brûlures, lorsque l'inflammation est superficielle, comme celle qui est produite par l'eau bouillante, cèdent à l'application du froid. Un officier voyageant à cheval en Pologne, était attaqué d'un érysipèle à la jambe ; mais comme il tombait beaucoup de neige et qu'il en eut les jambes couvertes pendant plusieurs jours, l'érysipèle se dissipa entièrement par l'action du froid. Une rougeur par un coup de soleil s'apaise aussi très-bien par le froid. On a observé que les bains froids sont en général nuisibles aux personnes attaquées de goutte et de rhumatisme. Il est d'une saine pratique de conseiller aux goutteux d'éviter le froid et l'humidité autant que possible. On assure aussi que l'on se préserve des engelures en se frottant les pieds et les mains avec de la neige. Je ne nie point l'efficacité de ce moyen, quoiqu'il ait toujours produit sur moi un effet contraire à celui que j'en attendais. J'ai appris par une expérience fréquemment répétée que se garantir du froid est un moyen plus doux et plus sûr. J'ajouterai à ces réflexions du *Dictionnaire des Sciences médicales*, que l'eau-de-vie camphrée, appliquée froide sur les engelures, en prévient quelquefois l'ulcération. On a sûrement confondu l'engelure récente avec celle qui est déjà ancienne: voilà pourquoi, dans la première, une friction avec de la neige ou un glaçon est le vrai remède. C'est encore de la même manière, que l'on rappelle la circulation presque éteinte dans des parties saisies par le froid, pourvu qu'elles ne soient pas frappées tout-à-fait de sphacèle.

Il faut remarquer qu'il s'agit des convulsions et maladies spasmodiques, au nombre desquelles, surtout la colique dite de *miserere* ou passion iliaque, tient le premier rang pour la gravité et la difficulté du traitement. On cite aussi des guérisons de coliques opiniâtres et de hernies étranglées, tentées infructueusement par les saignées multipliées, les purgatifs, et lavemens irritans, et que des affusions abondantes d'eau froide sur le ventre ont fait cesser spontanément. Il y a aussi des exemples de succès obtenus dans l'épilepsie, la rage, mais surtout dans la manie, le délire et les convulsions. Les essais pour la guérison des exanthèmes par le froid ont été plus souvent nuisibles qu'utiles; il faut remarquer qu'il y a ici un virus *sui generis*, dont la sortie ou l'expulsion doit se faire successivement par la peau, à l'aide d'une excrétion critique opérée par la fièvre, suivie d'une légère moiteur de la peau. Il en est de même de l'érysipèle, de la goutte régulière, dont la rétropulsion est si dangereuse sur les organes internes. D'ailleurs on a de tout temps observé que les individus atteints de goutte et de rhumatisme en souffraient davantage dans les temps froids et humides, et qu'ils se trouvent constamment plus mal de l'usage des bains froids; les bains d'eaux minérales, tels que ceux de Bagnères, de Barréges, de Plombières, d'Ax, sont toniques; ils n'agissent qu'en opérant une forte réaction par la chaleur, qui est ici préférable au froid, soit en douches, soit en affusions abondantes, mais chaudes: celles-ci réussissent très-heureusement pour résoudre les tumeurs et douleurs articulaires, pour dissiper les douleurs rhumatismales et les obstructions des viscères, les exostoses et périostoses.

## APHORISME XXVI.

L'EAU qui s'échauffe promptement et se réfroidit de même est la plus légère.

---

LES qualités de l'eau pluviale, pour être potable, sont la limpidité, le défaut d'odeur et de saveur, la légèreté, la facilité de cuire les légumes, de dissoudre le savon sans grumeaux, et de bouillir très-facilement. En général, l'eau de puits est plus froide, plus pesante que l'eau de rivière; elle ne cuit pas bien les légumes, elle ne dissout le savon qu'avec des grumeaux. L'eau de pluie ou de rivière réunit toutes les qualités après qu'elle est filtrée. Mais, en outre, on fait différentes expériences sur l'eau pour s'assurer de ses vertus particulières, qui sont très-différentes suivant la nature des sources et des terrains sur lesquels elle passe directement ou indirectement, en se chargeant de sels fixes, d'ammoniac, de soude, de nitre, de potasse, de phosphate de chaux, de magnésie, de nitrate, de sulfate de magnésie, de muriate de soude, de potasse, d'oxydes de cuivre, de fer, d'étain, de plomb; des gaz ammoniac, sulfureux, qui la traversent, et du gaz acide carbonique, qui s'y combine et la rend acidule : en outre, les eaux marécageuses sont chargées de débris d'animaux et de plantes, se putréfient dans les temps chauds; les eaux d'étang sont stagnantes, malsaines; les eaux de source, au couchant, sont froides, dures, engendrent des goîtres, des maux de gorge. On tente donc différens procédés pour rendre les eaux potables et les purifier, ou les clarifier. On les soumet ensuite à l'ébullition, on les combine à l'air, au gaz acide carbonique et aux différens sels, pour imiter les eaux minérales naturelles : on obtient ainsi des eaux de Barréges, de Sedlitz artificielles; on compose des eaux acidules de Seltz ou Selter, que l'on imite avec le gaz acide carbonique; des eaux de Sedlitz, avec le sulfate de magnésie. Pour reconnaître la présence du fer, il suffit de jeter quelques gouttes de teinture de noix de Galle, l'eau noircit; pour savoir si elle est acide ou alcaline, il faut y verser quelques gouttes de teinture ou de sirop de violettes : la couleur rose indique l'acide, la verte l'alcali; le tartre de potasse précipite la chaux; l'ammoniac, ou alcali volatil, précipite le cuivre et donne une teinte bleue; les acides minéraux, sulfurique, nitrique, muriatique, précipitent la chaux, la magnésie, la baryte, la strontiane; ils se combinent aux métaux, avec lesquels ils donnent des oxydes, et forment avec les terres et les alcalis des sels neutres. Ces principes généraux suffisent pour connaître les vertus ou les propriétés naturelles des eaux minérales et leur usage médicinal. Le soufre se dégage par l'ammoniac combiné avec la potasse et l'acide sulfurique, à parties égales : on obtient ainsi les vertus des eaux sulfureuses de Plombières, d'Ax, de Baréges, très-salutaires surtout dans la paralysie, la goutte, le rhumatisme, les entorses, les ankyloses, si souvent employées avec succès dans le traitement de la teigne, des dartres, des ulcères dartreux, du prurigo. Cette méthode a été surtout mise en vogue par M. le baron Alibert, pour guérir les dartres, avec des lotions d'eaux sulfureuses factices, et l'on peut dire, à la louange du savant professeur, que ses succès ont constamment répondu à sa haute réputation; l'hôpital qu'il dirige est le premier en France, et même en Europe, pour le traitement rationnel de ces maladies. Voy. son excellent *Traité des Maladies de la peau*, avec figures coloriées, (gr. in-fol.), et son *Traité des Dartres* (2 vol. in-8°. Paris, 1822.)

## APHORISME XXVII.

Si la soif se manifeste nuitamment et s'apaise par le sommeil, c'est un bon signe.

C'est un phénomène physiologique qui, suivant Hippocrate, s'explique parce que le sommeil rafraîchit. Or, si le sommeil est naturel, il fait disparaître la soif en calmant la trop grande ardeur du sang. Cela est vrai, surtout dans les fièvres aiguës; car si les malades ne dorment pas, ils sont consumés d'une soif et d'une ardeur dévorantes, et finissent par avoir le délire, malgré l'usage abondant des boissons les plus propres à calmer leur soif. C'est alors que des bains tièdes ou des immersions d'eau froide peuvent procurer le sommeil et dissiper la soif, tandis que des doses disproportionnées d'opium n'auraient pu l'apaiser. Mais il est ridicule de condamner à boire quarante-huit verres d'eau chaude, des malheureux patiens déjà tourmentés de la goutte, comme on l'a proposé et exécuté de nos jours. Quand donc la médecine sera-t-elle débarrassée du charlatanisme et de la stupide complaisance de quelques médicastres, qui n'imaginent rien de mieux que de se singulariser par des innovations aussi contraires au génie philosophique de notre divin auteur, que nuisibles à la science et aux progrès de l'art de guérir ?

---

## APHORISME XXVIII.

Les fumigations aromatiques excitent le flux menstruel ; elles conviendraient généralement plus souvent, s'il n'en résultait pas la pesanteur de tête.

---

Les fumigations aromatiques se font avec des plantes très-odorantes ou avec les poudres de myrrhe, de benjoin, d'encens, que l'on projette sur un corps incandescent. Les éthers peuvent aussi être ajoutés aux fumigations humides. L'*Assa fœtida* est si désagréable qu'on ne peut guère en conseiller l'usage pour fumigation. Mais il est certain que, pour rappeler les menstrues supprimées, des bains de siége, de vapeurs aromatiques sont très-utiles, même nécessaires dans quelques cas, pourvu que l'on n'ait pas à craindre l'hémorrhagie utérine, qui est est ici bien plus à redouter que la pesanteur de tête. Souvent, les bains émolliens simples, les pédiluves synapisés, les sangsues aux cuisses ou au pourtour de l'anus, les saignées du bras, les bains généraux d'eau tiéde, opèrent bien mieux le rétablissement des règles, que tout autre moyen empirique. C'est aux praticiens distingués à juger quand il convient de traiter par la méthode antiphlogistique ou par les moyens contraires. Je ferai remarquer que les emménagogues, si vantés dans les livres, se réduisent souvent à ordonner des toniques, bien plus dangereux qu'ils ne sont salutaires entre les mains des médecins inexpérimentés. Les martiaux ou ferrugineux, les amers, les gommes et poudres aromatiques n'ont pas autant de vertu que l'*Assa fœtida*, l'opium et le camphre, quand le spasme de l'utérus domine ; on le combat aussi très-bien par la méthode antiphlogistique.

## APHORISME XXIX.

PURGEZ les femmes grosses, s'il y a turgescence, depuis le quatrième mois jusqu'au septième ; plus rarement à cette dernière époque. Craignez pour le fœtus plus petit ou plus grand.

---

RÉPÉTITION, *voyez* commentaire, aphorisme I^er, section IV.

## APHORISME XXX.

IL est mortel pour les femmes d'être prises de maladies aiguës, pendant la grossesse.

---

IL n'est pas besoin de prouver que les femmes grosses attaquées de maladies aiguës ne meurent pas toutes ; mais il est vrai qu'elles sont affectées plus dangereusement, qu'en toute autre circonstance. J'ai été témoin d'une épidémie de fluxions de poitrine ou pneumonies, qui régna dans un petit bourg, et fit périr toutes les femmes enceintes, dès le deuxième ou troisième jour de la fausse couche, après la cessation entière de la douleur de poitrine et la suspension des lochies. L'état de bien-être faisait alors place à des frissons, à la faiblesse, suivie de syncope mortelle. On peut présumer que la pleurésie ne serait guère moins dangereuse, avec les mêmes symptômes de gangrène. La péritonite surtout fait périr les nouvelles accouchées; la squinancie, la fièvre ardente et inflammatoire, le choléra-morbus, la dysenterie, la squinancie, les convulsions, mettent aussi très-souvent en danger les femmes enceintes; ce n'est que par les saignées répétées, soit avant, soit après l'accouchement ou même la fausse couche, que l'on peut espérer de conserver quelque espoir de guérison. Mais si l'on a négligé, lorsqu'il en était encore temps, de s'opposer à la pléthore sanguine, on peut s'attendre à voir la phlegmasie, qui est survenue, d'autant plus dangereuse qu'il devient impossible, en négligeant les saignées, de prévenir la fausse couche et ses suites : les phénomènes d'une maladie de poitrine se trouvent ainsi brusquement interrompus; la congestion sanguine se fait alors sur les poumons ou sur le cerveau, et la mort est inévitable.

Mais une simple indigestion, un empoisonnement, des coliques avec de violentes tranchées, un vomissement opiniâtre, le choléra-morbus, la colique de miséréré ou iléus, la hernie étranglée, un accès de colère, peuvent faire naître les convulsions, entraîner la fausse couche et occasioner la mort.

## OBSERVATION

### SUR LA SAIGNÉE DU BRAS DANS LA GROSSESSE.

Rien n'empêche donc d'y avoir recours à trois mois ou à six, et au-delà, si l'état de pléthore, visible en général par le gonflement des vaisseaux, la rougeur de la face, et quelquefois les saignemens de nez ou le crachement de sang, en sont l'indication précise. J'ai été appelé pour une jeune femme que l'on négligea de saigner pendant sa grossesse; elle était très-colorée et sanguine. A peine son accouchement fut-il terminé, que ses lochies se supprimèrent, et qu'elle fut frappée d'une apoplexie foudroyante avec léthargie, quelque moyen que l'on eût pris pour y remédier. La saignée du bras fut faite incontinent, mais on ne put avoir de sang assez abondamment; les sangsues ne procurèrent aucun bien; et je ne doute pas que cette mort subite ne soit provenue d'un épanchement de sang dans le cerveau, que l'on eût certainement prévenu par une ou deux saignées du bras, faites pendant la grossesse. Il faut ajouter que le travail de l'accouchement, en excitant fortement, par les grands efforts de la respiration et surtout de l'inspiration, le sang à se porter au cerveau, y fait prédominer une pléthore locale, d'où proviennent la rupture et l'épanchement : c'est pourquoi, même dans le travail de l'enfantement, il est surtout prudent, si des convulsions ou un assoupissement se déclarent, d'ouvrir la veine du bras ou la jugulaire, et ensuite de placer la malade dans un bain tiède. Il en est de même, si une hémorrhagie accompagne l'expulsion de l'arrière-faix et si les lochies se suppriment.

---

## APHORISME XXXI.

La saignée fait avorter les femmes enceintes, surtout si le fœtus est déjà grand.

---

Il semble que ce précepte soit l'opposé du précédent. Mais il faut remarquer que le choix de la saignée ne dépend point ici de l'opinion qu'on y attache. Il est absolument indispensable de saigner au bras dans les maladies très-aiguës; on doit même réitérer la saignée suivant l'état du pouls, sans avoir égard au temps de la grossesse, lorsque les accidens sont très-pressans. Ainsi, on prévient la perte utérine, les coliques, les contractions de l'utérus; enfin la saignée apaise les spasmes, les convulsions; diminue les douleurs et la fièvre. De même que les bains tièdes, les sangsues ne conviennent qu'après la saignée générale. Enfin la méthode antiphlogistique sagement combinée, peut seule remédier aux accidens qui surviennent pendant la grossesse. Il me serait trop facile d'en citer des exemples; on doit seulement observer de ne point saigner les femmes, en général lorsqu'on a lieu de douter de la grossesse. Toutefois, on a coutume de saigner à quatre mois et demi, par une sorte d'empirisme, toutes les femmes enceintes, ou même de choisir l'époque de sept à huit mois.

Dans le premier cas, l'enfant n'est pas viable, quoiqu'il donne des signes de son existence par ses mouvemens dans le sein de sa mère; mais à six mois, il est viable; il l'est même à cinq, quoiqu'il n'y en ait que de très-rares exemples; mais à huit mois, on ne peut douter que la saignée ne soit encore plus favorable qu'à six et à sept. Toutefois, elle serait nuisible, si elle n'était indiquée par des signes de pléthore sanguine; c'est alors le seul moyen de prévenir la fausse couche ou l'avortement à toutes les époques de la grossesse.

## APHORISME XXXII.

Chez les femmes, le vomissement de sang cesse par l'éruption des règles.

---

Le vomissement de sang peut venir de l'estomac ou du poumon; il peut être sans fièvre ou avec fièvre. On observe en général que l'hématémèse alternant avec la suppression des règles, doit être considérée comme une sorte de supplément, car ce sont particulièrement les femmes et les filles non menstruées, qui en sont attaquées; mais s'il y a de la fièvre, comme j'en ai vu des exemples, la saignée du bras, réitérée suivant les forces du sujet, l'état du pouls, l'âge, le régime de vie, doit être opposée au vomissement de sang venant de l'estomac; à plus forte raison si le poumon en est le siége, le crachement de sang pouvant même dégénérer en phthisie. Il n'en peut être de même du vomissement périodique, qui ordinairement revient ou alterne avec les règles, sans danger, ou cesse quelquefois entièrement. Mais s'il est très-considérable, ou s'il est remplacé par le melæna, qui est une hémorrhagie des intestins, il peut entraîner la lienterie, l'hydropisie; ainsi, attendre que le vomissement de sang cesse naturellement par l'éruption des règles, serait au moins une chose très-imprudente. Mais lorsqu'il est peu considérable et sans accident, on peut le livrer aux seules forces de la nature, ainsi que le mélæna, surtout chez les personnes faibles, délicates, cachectiques; on fait bien cependant de tâcher de rappeler les règles par l'application des sangsues à la vulve ou aux cuisses, et de faire usage des amers et des toniques, des martiaux et des astringens, lorsque le relâchement des vaisseaux exhalans des intestins entretient l'hémorrhagie, et qu'il n'y a plus à craindre l'irritation intestinale.

## APHORISME XXXIII.

Si une forte diarrhée se déclare pendant la grosssesse, l'avortement est à craindre.

---

La diarrhée excessive met nécessairement en jeu la sensibilité de l'utérus par son contact avec les intestins. De là naissent les contractions de ce viscère, l'hémorrhagie utérine, qui ne peut ensuite s'arrêter que par l'expulsion du fœtus et de ses dépendances. On ne doit pas craindre ici de faire usage de la saignée ou des sangsues, si les douleurs intestinales sont très-vives, et se fixent surtout vers le siége avec des épreintes : les lavemens adoucissans, l'opium, les boissons mucilagineuses sont surtout indiqués pour prévenir la fausse couche.

---

## APHORISME XXXIV.

Dans l'aménorrhée, le saignement de nez est favorable.

---

Le saignement de nez est favorable, en diminuant la pléthore, qu'il indique souvent; mais ce serait s'abuser de croire aux bons effets de sa présence, pour demeurer dans une parfaite sécurité sur le danger de la fausse couche. Si donc il y a des signes visibles de pléthore sanguine, comme la douleur de tête, l'assoupissement, la rougeur du visage, la plénitude du pouls, l'engourdissement des membres ; pour peu qu'il survienne des coliques, ou qu'il y ait gêne de la respiration, ou de l'étouffement, il ne faut pas balancer à ordonner la saignée du bras; mais il convient d'apposer ensuite les sangsues vers le siége ou à la vulve pour rappeler l'évacuation menstruelle.

## APHORISME XXXV.

DANS l'hystérie et l'accouchement difficile, l'éternuement est de bon augure.

---

L'ÉTERNUEMENT survient assez souvent au moment de l'expulsion du fœtus ou du placenta, mais déjà l'accouchement est terminé, qu'il soit bon ou mauvais. S'il s'agit de l'expulsion du placenta, c'est encore la même chose ; il serait dangereux ou sans effet, si on l'excitait à contre-temps ; et d'ailleurs quel accoucheur compterait sur un si faible secours dans un cas difficile où le forceps seul est indiqué, non comme un pronostic douteux, mais comme le secours le plus puissant entre des mains habiles ? Il n'en est pas de même dans les convulsions hystériques ; il est certain que celles-ci dépendent plus ou moins des contractions du diaphragme, et que l'éternuement peut changer, peut faire cesser, au moins pour un moment, cet état spasmodique. M. Cruveilhier a dit avoir guéri un tétanos en se rendant maître des contractions du diaphragme, en ordonnant à son malade de respirer dans un ordre rhythmique ; mais les odeurs fétides de plume et de soie ou de cuir brûlés calment souvent, comme par enchantement, les accès hystériques, sans avoir recours à l'éternuement, quelque énergique qu'on le suppose.

---

## APHORISME XXXVI.

Chez les femmes, la décoloration et l'irrégularité des menstrues, sont une indication des purgatifs.

---

Il paraîtrait que la purgation même de l'utérus serait le but de l'auteur; du moins il l'a indiquée dans ses autres ouvrages. Toutefois il y a la chlorose où le sang est évidemment pâle et décoloré; et il est vrai de dire, qu'il y a suppression des règles, et que les purgatifs, combinés aux gommes-résines et aux martiaux, comme dans les pilules dites bénites de Fuller, en provoquant les contractions des intestins, excitent aussi la sensibilité de l'utérus; lors donc que la maladie se guérit, on observe que le sang menstruel devient beaucoup plus épais, et acquiert successivement une belle couleur rouge-vermeil, qu'il se prend en caillots. Alors on voit aussi renaître la gaieté et l'appétit; les joues se colorent d'un vif incarnat, sur les jeunes filles attaquées de chlorose, maladie désignée vulgairement sous la dénomination de pâles couleurs. Or ici l'observation s'accorde parfaitement avec la théorie de notre célèbre auteur.

---

## APHORISME XXXVII.

Si les seins d'une femme enceinte s'affaissent tout à coup, c'est un signe de fausse couche.

---

Les rapports sympathiques des mamelles avec l'utérus sont trop évidens pour nous y arrêter. Le sang cesse-t-il de se porter à l'utérus, même lors de la simple suspension des menstrues, aussitôt les seins se gonflent; mais l'utérus redevient-il le siége ordinaire de la menstruation, les seins se désemplissent. Dans l'état de grossesse, c'est un signe qui accompagne constamment le développement de l'utérus. L'affaissement des seins après l'accouchement est un symptôme pernicieux; il annonce la péritónite aiguë, la métrite. Lorsque dans l'état de gestation, les seins tombent subitement, tout l'effort se porte en bas; et l'on ne peut trop faire attention à ce signe, mais surtout aux douleurs de ventre, aux coliques ou tranchées, et à la perte utérine, qui est ici l'accident le plus dangereux. On doit donc s'y opposer, ainsi que je l'ai indiqué plus haut.

## APHORISME XXXVIII.

Si la grossesse est double, et si l'une des mamelles s'affaise subitement avant l'autre, la fausse couche atteint l'un des jumeaux; le fœtus masculin ou féminin, si la mamelle droite ou gauche tombe la première.

S'il s'agit d'un accouchement de jumeaux, quel moyen peut-on avoir de l'empêcher? Il est accompagné de danger comme le plus simple; que ce soit la mamelle droite ou gauche qui s'affaisse la première, si le fœtus qui se présente le premier est masculin ou féminin peu importe; à moins que ce ne soit un héritier présomptif de majorat; on serait obligé de déclarer si le premier est plus viable que le second, et quel est celui qui a respiré le premier. Faut-il saigner du bras droit ou gauche, suivant que l'une des mamelles s'affaisse la première? Est-ce là le but que s'est proposé l'auteur pour prévenir l'avortement ou la fausse couche? Quoiqu'il y ait des exemples de fœtus jumeaux venus à terme dont l'un a précédé l'autre de deux ou trois mois, on peut affirmer ici que ce sont des exceptions qu'il faut placer dans les cas rares, comme ils y sont effectivement; les plus habiles ne sachant jamais si la femme doit accoucher plutôt d'un fœtus mâle ou femelle, ou ne le prévoyant que sur des idées à peu près chimériques. Il faut philosophiquement se décider pour garantir les jours de la mère, et ne point se laisser entraîner par des prévisions aussi contraires à la saine raison que nuisibles à la vraie science; remédier à la pléthore, s'il en est temps encore, et guider toujours les femmes enceintes d'après les sages conseils puisés dans l'hygiène : voilà la conduite que doit tenir un médecin éclairé, ami de son art; c'est aussi cette sage conduite que nous conseillons de suivre aux jeunes accoucheurs.

## APHORISME XXXIX.

Si une femme qui n'est point enceinte ni nouvellement accouchée a du lait dans les seins, ses menstrues sont supprimées.

---

La sécrétion du lait dans les mamelles est ordinairement un des premiers phénomènes de la vraie grossesse. Hippocrate remarque, dans le second livre des *Prédictions* ou *Prorrhétiques*, qu'en cas de fausse grossesse, il n'y a réellement pas de sécrétion laiteuse, mais seulement un fluide aqueux ou une sérosité lactiforme ; il faut ajouter que l'irritation du mamelon par la succion peut déterminer cette sorte de transsudation, absolument insignifiante, puisque des filles et même des garçons impubères ont pu quelquefois présenter à l'observation des phénomènes semblables. Il faut donc s'assurer d'abord de la consistance laiteuse du fluide, et récapituler les circonstances qui ont précédé pour y ajouter quelque confiance. Il y a des femmes qui ont du lait dans les seins des années entières, par le seul effet de la succion exercée sur le mamelon ; mais chez les femmes primipares, le lait s'est formé durant la gestation sans exception.

### VOICI UNE OBSERVATION QUI PROUVE LE RAPPORT QUI EXISTE ENTRE LA SENSIBILITÉ DE L'UTÉRUS ET LE CERVEAU.

Une femme en couche fut prise d'une perte considérable, qu'on parvenait à calmer au moyen de frictions sur l'abdomen, mais qui reparaissait lorsqu'on discontinuait les frictions et que la matrice tombait dans le relâchement. Bientôt après on remarqua qu'une espèce de délire coïncidait avec l'hémorrhagie, et que celle-ci cessait quand on parvenait à fixer l'attention de la malade sur un objet. Dès lors on essaya d'arrêter l'effusion du sang en maintenant, par un exercice soutenu de l'intelligence, le cerveau dans la plénitude de ses fonctions et de son influence sur les autres organes; ce qui eut lieu en effet. Ce fait vient à l'appui de certains autres invoqués dans ces derniers temps pour démontrer l'influence que le cerveau exerce sur la matrice, contre l'opinion de Bichat, qui avait placé ce viscère sous la dépendance du système des ganglions. ( BRICHETEAU. )

Ce fait particulier est intitulé : *Influence du cerveau sur la matrice*, par M. Garnier. (*Bullet. de la société médicale d'émulation*, mars 1824.) Il est inséré dans le *Bulletin universel des Sciences médicales* publié sous la direction de M. le baron de Férussac. Paris, 1824. Il me paraîtrait que l'excitement communiqué à l'utérus par les frictions sur l'abdomen, quoique discontinuées, n'en a pas moins réellement produit des contractions partielles de l'utérus, puisqu'on avoue que ce viscère tombait ensuite dans le relâchement quand on les cessait, donc il se contractait, et c'est parce qne cette tonicité s'est rétablie peu à peu, soit par l'excitement du cerveau, soit par l'irritabilité propre aux fibres musculaires, que l'hémorrhagie a cessé; mais en vérité, après une hémorrhagie considérable, on ne conçoit pas trop comment le cerveau peut par lui-même être capable d'une vive excitation; quoi qu'il en soit, le fait existe, et ma remarque subsiste.

---

## APHORISME XL.

Chez les femmes, la congestion du sang vers les mamelles présage la manie.

---

C'est ici une sorte de métastase. Les congestions sanguines s'établissent chez les femmes par la suppression du flux menstruel. Il faut ici admettre au moins la diminution dans la quantité de l'évacuation sanguine, ou son défaut de périodicité, deux causes qui s'opposent également à la double influence de l'innervation et de la circulation vers les organes utérins, tandis que la fluxion se forme dans les parties supérieures.

Van-Swieten (*Comment. in Aphor. Boërhaav.*) cite, d'après Fabrice de Hilden, une fille devenue maniaque, à qui l'on fit l'ouverture de l'artère temporale, et que l'on avait vainement tenté de guérir par les saignées ordinaires; elle fut entièrement délivrée de la manie. Lorsqu'on a lu l'excellent *Traité médico-philosophique sur l'Aliénation mentale* par feu le professeur Pinel, on ne peut admettre que la saignée soit l'unique remède de la maladie; le principe d'Hippocrate, qui est de faire remarquer la congestion sanguine comme le principal phénomène de cette affection, conduirait peut-être ainsi à opérer des déplétions excessives par les saignées. Mais ce principe, suivi à la lettre, ne serait pas sans de graves inconvéniens; car, comme Van-Swieten et d'autres observateurs l'ont remarqué avant le célèbre professeur de Paris, l'idiotisme ou l'anéantissement complet des facultés mentales a été malheureusement trop souvent le résultat des saignées excessives, pour que nous puissions nous refuser de partager les craintes de ces savans médecins. Combien de causes morales, combien d'erreurs, ou de passions, ou d'accidens imprévus, n'ont pas produit d'aliénations mentales de tous genres, sans en excepter même les métastases de la mélancolie, et les engorgemens et phlegmasies chroniques des viscères du ventre! Lorsque ces maladies ont été guéries, les phénomènes sympathiques se sont aussitôt dissipés d'eux-mêmes. On sent aussi que les distractions et un exercice modéré, un bon régime et le changement de lieu et d'habitudes peuvent amener une guérison que l'on ne pourrait obtenir par un traitement presque tout matériel, tel que saignées, purgations et médicamens altérans. C'est ici une saine morale qu'il faut opposer aux vicieux penchans.

## APHORISME XLI.

Si vous voulez savoir si une femme a conçu, faites-lui prendre en se couchant, et avec abstinence du repas du soir, de l'eau et du miel délayé. S'il survient des tranchées, il y a grossesse; autrement, point.

---

Les purgatifs éveillent les contractions de l'utérus. S'ils sont trop forts, ils peuvent produire l'avortement; s'ils sont trop faibles, leur action est nulle : l'expérience devient donc difficile ou périlleuse. Les tranchées peuvent révéler la grossesse. Il est même arrivé souvent à des femmes primipares de croire à des coliques plus fortes que d'ordinaire, lorsqu'elles donnaient le jour à un enfant vivant ou à un fœtus mort à la suite d'avortement : c'est encore là une question qui doit être résolue avec beaucoup de prudence par un médecin légiste. Toutefois, l'expérience nécessaire pour préfixer l'époque présumée de l'accouchement ou de la grossesse, consiste surtout dans le toucher. Peu de femmes veulent s'y soumettre, à moins d'une nécessité absolue, comme lorsqu'il s'agit de faire ordonner un sursis à une peine infamante. Je ne suppose donc pas que l'expérience indiquée par notre auteur, soit ici un objet de pure curiosité, quoique la faiblesse du moyen indiqué le fasse présumer.

## APHORISME XLII.

Si une femme enceinte est bien colorée, le fœtus est masculin, et si elle l'est mal, il est féminin.

---

C'est ici une sorte de donnée empirique. Mais qu'en peut-on conclure? Est-il vrai que toutes les femmes ayant un bon teint, c'est-à-dire les pommettes bien colorées, doivent toujours accoucher d'un enfant mâle; tandis que les femmes dont le teint est mauvais, c'est-à-dire qui sont pâles, décolorées, doivent toujours accoucher d'une fille? il serait impossible de se prononcer en pareille circonstance. On sait que le corps est partagé en deux moitiés perpendiculaires, unies de la tête jusqu'au bas du tronc par une sorte de raphé; que la partie droite est en général plus développée que la gauche, probablement à cause de la préférence qu'on lui donne dans les occupations ordinaires de la vie; car le côté gauche paraît mieux disposé que le droit à jouir de toute la force de la circulation.

Quoi qu'il en soit, suivant les anciens, l'hématose se ferait particulièrement dans le foie, par le système de la veine porte, et il faudrait supposer ici une voie plus directe avec les ramifications des veines mésentériques qui communiquent avec la veine cave, pour pouvoir expliquer *à priori* la formation d'un fœtus mâle de préférence à un fœtus femelle : or, il est impossible. C'est donc encore d'après la faiblesse même de la femme, qu'il serait plus rationel de se prononcer. C'est aussi ordinairement à raison des indispositions plus graves ou plus souvent renouvelées pendant la grossesse, que l'on a coutume de se prononcer pour annoncer la présence d'un fœtus femelle, quoique l'on ait bien des exemples de faits contraires. On ne peut ici agir plus sagement que de dire comme un philosophe : *Quod scio, me nihil scire.*

---

## APHORISME XLIII.

Si un érysipèle attaque l'utérus pendant la grossesse, il est mortel.

---

Puisque les maladies aiguës qui surviennent pendant la grossesse mettent en danger les femmes, à plus forte raison l'inflammation de l'organe utérin lui-même est-elle bien plus grave et bien plus souvent mortelle. Toutefois, on a vu des rétroversions de l'utérus suivies de gangrène et même de sphacèle de ce viscère, entièrement sorti du bassin, et ne point occasioner la mort. Il est arrivé, même souvent, que la matrice s'est rompue ou déchirée, tandis que le fœtus est tombé dans le ventre et y est resté plus ou moins de temps, sans donner lieu à une fin mortelle. C'est même d'après ces événemens fortuits, que l'on a extrait par la gastrotomie, le produit de la conception échappé de l'utérus, et que l'on a incisé le corps de ce viscère pour en retirer un enfant encore vivant après la mort de sa mère, ou bien pour sauver celle-ci du danger d'une mort inévitable, quand les détroits du bassin ne permettaient point à l'enfant. de franchir ces détroits. C'est cette opération qui est aussi connue sous le nom de césarienne. La symphyse des os pubis a été incisée pour la même cause; mais cette opération entraîne des suites souvent très-pénibles et très-prolongées, tandis que la gastrotomie ne produit pas les mêmes suites graves de l'opération. L'inflammation de l'utérus survient aussi à la suite de l'accouchement. On donne en général le nom de métrite à cette maladie, et celui de péritonite à l'inflammation de la membrane péritonéale, contiguë à l'utérus, laquelle participe si souvent à l'irritation abdominale. Les saignées générales et locales, les synapismes, les sangsues aux cuisses, quand les lochies rouges sont supprimées, et une diète sévère, sont surtout les moyens thérapeutiques les plus employés pour combattre cette dangereuse inflammation, si souvent funeste aux nouvelles accouchées. La fièvre qui survient alors a été nommée ainsi puerpérale. L'ipécacuanha, après la saignée du bras ou du pied, réussit assez souvent, si on l'emploie au commencement de la maladie ; mais dans la métrite aiguë, qui est ici l'exemple indiqué dans l'aphorisme, les vomitifs seraient dangereux et mortels. Il arrive très-rarement que l'on puisse guérir cette dangereuse phlegmasie ; et lorsqu'il s'agit d'une métrite chronique, si l'on n'a pas employé un traitement antiphlogistique général et local, cette affection se convertit ordinairement en ulcère ou cancer.

## APHORISME XLIV.

Les femmes enceintes très-grêles, avortent avant de se fortifier.

---

Il y a des auteurs qui croient qu'il faut attribuer toutes les espèces d'avortement à une seule et même cause, savoir une sorte de molimen ou effort hémorrhagique, s'annonçant toujours par un travail de l'utérus qui en développe la sensibilité, et par suite, éveille l'irritabilité de son tissu. On peut considérer cette opinion comme vraie dans la plupart des avortemens, parce que tous, ou presque tous sont précédés d'hémorrhagie ou perte utérine. Nous voyons ici la faiblesse de la constitution favoriser ce développement des propriétés vitales, dans un organe qui doit participer à l'inertie générale, ce qui implique ici une contradiction. Non-seulement la constitution individuelle, mais le climat, le genre de vie, le régime, les passions influent singulièrement sur la sensibilité en général; et l'on peut affirmer que les avortemens sont plus fréquens à raison d'une plus grande susceptibilité nerveuse, tandis que l'utérus, déjà le siége d'une fluxion humorale sanguine, reçoit toutes les impressions qui lui sont transmises, soit au physique, soit au moral. Ainsi, les coups, les chutes, les violens efforts, la colère, le chagrin, la tristesse, la joie subite, occasionent une perte plus ou moins prononcée, et dès lors l'avortement est imminent. Plus la constitution se fortifie, moins le danger d'avortement se fait sentir, parce que l'équilibre des forces se dérange moins vite, et que les organes sont moins susceptibles de recevoir les impressions. Il faut donc donner toute son attention au régime, et avoir soin d'éloigner tous les objets qui peuvent frapper fortement l'imagination des femmes enceintes; car il est arrivé souvent que l'annonce d'un danger même éloigné, ou la révélation d'une fâcheuse nouvelle, a occasioné subitement des convulsions mortelles, l'avortement ou un accouchement prématuré.

## APHORISME XLV.

Les femmes de complexion moyenne qui, sans cause manifeste, sont prises de fausse couche le deuxième ou troisième mois de leur grossesse, ont les sinus utérins saturés de mucosités. Ceux-ci, incapables de résister, se rompent sous le poids du fœtus.

---

L'explication de l'avortement ou fausse couche par le poids du fœtus, lorsqu'il est encore si petit, peut n'avoir pas ici une grande force de conviction; mais la masse du placenta est très-pesante : si l'on suppose son insertion au col de l'utérus, il s'en suivra un tiraillement des fibres de cet orifice, et le décollement partiel ou complet de cette masse spongieuse; une fluxion sanguine ou sanguinolente s'établira; enfin, elle sera suivie bientôt d'hémorhagie et de fausse couche. Du moins on explique ainsi la cause des accouchemens prématurés. On remarque en général, dans les climats froids et humides, un relâchement des solides et des vaisseaux exhalans ; les femmes son sujettes aux flueurs blanches et aux pertes utérines, aux avortemens et aux fausses couches, ainsi que je viens de l'indiquer. Les fortifians, un bon régime, les amers et les toniques sont ici les meilleurs moyens thérapeutiques. Dans les pays chauds, comme en Amérique, les créoles sont extrêment précoces; elles se marient à peine parvenues à la puberté, et souvent mêmes elles usent du mariage avant d'y être apelées : elles sont donc bien plus sujettes aux avortemens que les femmes des autres contrées ; les saignées leur sont surtout nécessaires pour prévenir cet accident, qui leur survient pour les moindres causes.

## APHORISME XLVI.

Les femmes trop replètes sont difficilement fécondes, parce que l'épiploon comprime alors l'orifice utérin ; pour concevoir il faut alors qu'elles maigrissent.

---

L'excès d'embonpoiut est nuisible à la fécondité des femmes. Est-il bien certain que l'orifice utérin soit comprimé par l'épiploon, chargé de graisse? Si l'on suppose qu'il s'appuye sur le corps de l'utérus, il pourrait ainsi changer la situation de son orifice ; et cette cause suffit effectivement pour nuire à la coaptation dans le coït. Quoi qu'il en soit, le fait est que les femmes chargées d'embonpoint, dont le ventre est très-saillant et qui ont même des seins trop volumineux, sont moins fécondes que celles qui ont une moindre corpulence. Les maigres, brunes, bien colorées, d'une taille svelte et bien proportionnée, sont évidemment les plus aptes à la fécondation. Il faut ajouter que chez elles l'absorption est plus active, qu'elles font plus d'exercice ; ces deux causes réunies, qui manquent aux femmes grasses, annoncent aussi plus de développement dans les fonctions de l'utérus. On remarque ainsi que les filles d'abord très-replètes, en se mariant, n'ont pas d'enfans : mais que cet embonpoint, qui est une sorte d'engouement du système des vaisseaux lymphatiques, tombe, et que les seins diminuent aussi de volume. C'est alors que la fécondité commence, souvent après plusieurs années de mariage. Quand, au contraire, l'embonpoint survient ensuite, il n'y a plus guère d'espoir de fécondité. C'est ce que l'on observe journellement à l'égard des femmes puissantes. Ainsi l'aphorisme est prouvé par l'expérience, quoique ce soit une sentence un peu vulgaire.

## APHORISME XLVII.

Si l'utérus, incliné fortement sur l'ischion, vient à suppurer, nécessairement un ulcère sinueux s'y établira.

---

Le changement de situation de l'utérus peut être relatif à son corps ou à son col. Dans les cas d'antéversion ou rétroversion, il s'appuie ou s'élève sur les os pubis et sur l'ischion ou sur le sacrum. La suppression d'urine et les vomissemens l'accompagnent, de même que l'inflammation du rectum et de la vessie, par une longue compression exercée sur ces organes. Le prolapsus de la matrice ou de son col, par le relâchement de ses fibres ou de ses ligamens ; le tiraillement de ce viscère, par le gonflement des ovaires devenus squirrheux ou même osseux, de même que le corps de l'utérus ; enfin l'ulcération de la cloison recto-vaginale ; les fistules urinaires, les abcès dans la région iliaque externe ou dans le bassin ou au périnée : tels sont les accidens graves qui résultent d'une longue compression exercée sur les organes abdominaux par l'utérus, qui se rompt aussi, comme on en a de fréquens exemples consignés dans les traités d'anatomie pathologique. Morgani, Lieutaud, Portal sont les auteurs que j'engage surtout les jeunes médecins de consulter et d'étudier. Voyez aussi le *Dictionnaire des Sciences médicales.* — On a traité par la cautérisation les fistules urinaires de la cloison recto-vaginale ; mais on ne peut guérir de même les abcès, qui résultent des perforations de l'utérus pour l'expulsion des parties mortifiées d'un fœtus ; la nature en opère souvent seule la guérison après un temps illimité de souffrances : on ne peut que favoriser ses efforts, en maintenant l'ouverture du trajet fistuleux, loin de favoriser son occlusion.

---

## APHORISME XLVIII.

Chez les femmes, les fœtus mâles sont du côté droit, et les femelles du côté gauche.

---

Pourquoi assigner aux germes, avant qu'ils existent, une prédestination toute particulière pour le côté droit ou gauche ? C'est encore la même conséquence du développement plus prononcé des parties droites, que des parties gauches. Mais les germes sont donc placés à droite et à gauche ? Cela est vrai, puisque les ovaires renferment les germes fécondés par la liqueur prolifique. Le choix que la nature en fait elle-même, est le secret du créateur; on a remarqué d'ailleurs une inconstance si grande des observateurs, qu'il en est même qui ont admis la confusion des animalcules, se faisant une guerre de destruction. Cette matière toute animée serait uniquement le partage de l'homme. C'est le sentiment de Buffon ; mais Swammerdam et d'autres physiologistes, veulent que toute une lignée se trouve déjà dans les ovaires de la femme. Tout cela n'explique point les ressemblances qui seraient ici la chose importante ; soit qu'elle vienne de droite ou de gauche. La génération est pour nous un mystère, comme la digestion, la coloration du sang, du chyle, de la bile ; la couleur brune ou blonde ou noire des poils et des cheveux.

---

## APHORISME XLIX.

Pour hâter l'expulsion de l'arrière-faix, donnez un sternutatoire, et comprimez ensuite le nez et la bouche.

---

Vouloir forcer l'expulsion du placenta par des sternutatoires, au lieu de solliciter doucement les contractions de l'utérus, serait une méthode fort dangereuse, même dans les cas ordinaires. A plus forte raison, quand l'arrière-faix a contracté des adhérences avec le corps de la matrice; car, alors, on en tiraille le fonds que l'on peut ainsi attirer violemment au-dehors. Le placenta que l'on nomme chatonné ne se détache que difficilement, non d'après des tractions fortes exercées sur le cordon, qui se romprait, mais en introduisant les doigts entre le corps de l'utérus et l'arrière-faix pour décoller leur surface, plus ou moins profonde. Quelquefois on est obligé de confier entièrement le soin de son expulsion aux seuls efforts de la nature, que l'on seconde par des injections dans la cavité de l'utérus.

---

## APHORISME L.

Si vous voulez modérer le flux menstruel trop abondant, appliquez une large ventouse vers les mamelles.

---

La saignée révulsive par les ventouses scarifiées remplaçait chez les anciens, les saignées locales par l'application des sangsues. Il y a cependant une notable différence dans les effets relatifs de ces deux moyens : quand la fluxion est très-profonde, les ventouses paraissent mieux convenir; quand elle est superficielle, les sangsues sont préférables. La ménorrhagie se guérit ordinairement par des saignées du bras ou du pied. La dérivation est plus prompte par la première que par la seconde : ce qu'il est essentiel de remarquer ; car il arrive souvent que l'on n'opère point par la saignée du pied une déplétion suffisante des vaisseaux, et qu'on manque ainsi entièrement le but direct d'une sage médication, pour se conformer à la coutume adoptée généralement de préférer la saignée de la saphène. Toutefois, lorsqu'on peut le faire facilement, il faut ne point la négliger ; d'ailleurs, un régime tempérant, les boissons muqueuses, acidulées, antispasmodiques, sont bien préférables à cette application des ventouses scarifiées près des seins, qui révolterait la plupart des femmes, et ne serait pas d'ailleurs employée sans une grande répugnance pour les jeunes personnes, qu'il faut s'abstenir surtout de traiter par un semblable moyen.

---

## APHORISME LI.

Dès que la femme est fécondée, l'orifice utérin est fermé.

---

Le lieu d'élection pour la fécondation est ici l'utérus et ses dépendances, savoir les trompes et les ovaires. Sans nous arrêter aux différens systèmes sur la génération, nous adoptons cependant la présence des germes dans des espèces de corps glanduleux désignés sous le nom d'ovaires chez les femmes ; et avec lesquels communiquent directement deux tuyaux allongés, creux, demi-circulaires, larges en haut, arrondis en forme de trompes, étroits en bas et s'ouvrant obliquement dans la cavité de l'utérus. Mais leurs bords libres, divisés ou frangés, ne s'appliquent pas si exactement à l'ovaire pendant l'orgasme vénérien, qu'ils ne laissent échapper quelquefois un ou plusieurs germes fécondés par la liqueur prolifique, en sorte que la fécondation peut exister réellement, mais hors du lieu d'élection : ainsi se forment les grossesses extra-utérines : mais la fécondation s'opère toujours de la même manière. Si le produit de la conception n'est pas parvenu dans l'utérus, le col de ce viscère doit-il se fermer, comme si le fœtus eût été dans le lieu d'élection ? Ne peut-il y avoir une nouvelle fécondation ou superfétation ? car l'occlusion du col de l'utérus suppose qu'il ne pénètre plus rien par cette voie, soit que le produit de la conception se développe dans la cavité du ventre, soit qu'il existe dans l'utérus. Il y a des exemples de superfétation non-seulement possibles, mais encore tellement avérés par des faits constans, que l'on ne peut élever des doutes sur une double grossesse après différens congrès ou copulations.

## APHORISME LII.

Si le lait s'échappe abondamment pendant la grossesse, c'est un signe de faiblesse du fœtus; c'est le contraire si les mamelles sont fermes.

L'observation la plus constante ne permet pas de douter de cette proposition, quoique non-seulement il y ait des exemples de fœtus bien portans, tandis que le lait s'échappe des mamelles, dès le troisième ou quatrième mois de la gestation, mais encore lorsque la menstruation elle-même a lieu plus ou moins régulièrement; mais ce n'est que par exception chez les femmes fortes et pléthoriques. Si l'on devine ici toute la pensée de l'auteur, c'est de l'atonie ou flaccidité des seins qu'il s'agit; en même temps que l'écoulement du fluide laiteux est une perte réelle pour le fœtus, qui, par cette sorte de fluxion étrangère au lieu d'élection, où doit affluer le sang, ne reçoit plus les élémens nécessaire à son développement ou à sa nutrition : c'est donc par un bon régime et par les toniques, que l'on peut s'opposer à cette excrétion. Remarquons que la succion est le vrai stimulant de la sécrétion laiteuse ; que, néanmoins, tous les stimulans et excitans agissent directement sur les mamelles pendant la lactation ; qu'il y a des exemples de maladies communiquées par cette voie ; et que les passions de l'âme y apportent singulièrement de modifications, au point de voir la seule puissance nerveuse, interrompre, supprimer totalement la sécrétion laiteuse, ou l'augmenter, selon les jouissances ou les plaisirs des sens.

## APHORISME LIII.

Si les seins s'affaissent subitement pendant la grossesse, l'avortement est à craindre, mais s'ils se gonflent de nouveau et deviennent douloureux, ou si la fluxion se porte aux cuisses, aux yeux ou aux genoux, l'avortement n'aura point lieu.

---

Voici un autre exemple de la théorie de l'auteur : « Si les seins se dégonflent subitement, l'utérus reçoit alors toute l'action de la circulation : c'est effectivement le premier symptôme de la fausse couche ou de l'avortement, et, chez les femmes à peine délivrées, le signe certain de la fièvre puerpérale. On observe au contraire que, si les seins se gonflent de nouveau, on voit se dissiper bientôt le danger; les douleurs aux cuisses, aux yeux ou aux genoux, annoncent une réaction pendant la grossesse, qui alors devient salutaire, parce qu'il semble alors que l'équilibre des forces se rétablit. Mais si l'on craignait la fausse couche ou l'avortement, il ne faudrait certainement pas attendre patiemment le résultat de ces douleurs. A la vérité, elles n'éveillent point ici les contractions de l'utérus; mais lorsqu'elles sont entretenues par la pléthore sanguine, il faut alors les attaquer par la saignée du bras, les bains, la diète, surtout s'il s'est déjà manifesté la plus petite perte utérine.

## APHORISME LIV.

Les femmes atteintes d'induration du col de l'utérus, ont nécessairement cet orifice fermé.

L'occlusion de l'orifice de l'utérus par induration annonce nécessairement un état morbide local ou général de cet organe; on doit craindre plus tard la dégénérescence cancéreuse. D'ailleurs le col de l'utérus peut être incisé ou même extirpé pour prévenir cet accident mortel; il y a des exemples assez remarquables du succès de cette opération : on a même vu le sphacèle de la matrice entraîner la perte de ce viscère sans danger pour la vie. Toutefois, on doit peu compter sur des exceptions si rares; et le danger d'une médecine toute d'expectation en pareille circonstance est tellement prouvé, qu'il faut toujours remédier, autant qu'on le peut, à l'induration soit du col, soit du corps de l'utérus, par des saignées générales et locales, les bains, la diète, suivant la force du sujet, l'âge, la saison, jusqu'à ce que l'on ait obtenu un succès remarquable de ce traitement antiphlogistique, qui est ici bien préférable à tous les remèdes empiriques pour purger la matrice, ce qui est au moins très-précaire, tandis qu'on néglige l'objet principal. Les sangsues souvent réitérées sur le ventre et même appliquées avec précaution sur le col de l'utérus, après la saignée du bras répétée, ont souvent opéré des guérisons inespérées, non-seulement d'induration commençante du col, mais du corps de l'utérus.

## APHORISME LV.

Les femmes enceintes qui maigrissent sans cause manifeste, enfantent difficilement et dangereusement, ou avortent.

Cette proposition est générale : on ne peut douter que la gestation ne soit un travail; celle-ci introduit pendant toute sa durée un état de pléthore, non-seulement à raison de la suppression des menstrues, mais encore par le développement particulier de la sensibilité de l'utérus, qui sympathise avec tous les organes. Si donc une fièvre se manifeste dès le commencement de la grossesse, avec une grande maigreur, il est manifeste que la phthisie est à craindre, ou que des pertes utérines, soit avant, soit après l'accouchement, seront surtout fatales aux très-jeunes femmes, qui ne sont point encore parvenues à tout leur développement; d'ailleurs, elles supportent très-difficilement les moindres chocs; par leur faible constitution, des pertes se déclarent pour la plus petite cause physique ou morale. C'est pourquoi l'on voit bien plus souvent des avortemens ou des fausses couches, dans les grandes villes, que dans les bourgs ou villages, où les unions ne sont pas artistement mal assorties. Il faut ajouter que nos citadines ne peuvent se comparer aux villageoises; leur activité et l'air de la campagne les fortifient, et les mettent à l'abri, en général, des accidens nerveux, des flueurs blanches, de la ménorrhagie, de l'hystérie, de la manie, de la chlorose et de tout le cortége des indispositions des femmes qui habitent les villes. C'est ainsi que pour remédier autant qu'il est possible à ces graves inconvéniens, on ordonne un régime fortifiant, l'air de la campagne, le lait d'ânesse aux jeunes femmes enceintes, maigres ou faibles que l'on peut ainsi, jusqu'à certain point, préserver de la phthisie, si elle n'est pas héréditaire.

## APHORISME LVI.

Dans l'hémorrhagie utérine, les convulsions et le hoquet sont funestes.

Le pronostic ne peut ici être douteux si l'on admet, comme le sujet le fait présumer, la perte utérine à la suite d'un accouchement récent ou laborieux; le sang est ici versé à flots par toutes les radicules des vaisseaux béans à la surface de l'utérus. A peine l'accouchement est-il terminé que de nouvelles contractions de ce viscère annoncent l'expulsion de l'arrière-faix; mais des coliques accusent de nouveau la contractilité des fibres de l'utérus qui se délivre ainsi des derniers caillots du fluide sanguin, jusqu'à ce que l'écoulement s'arrête tout-à-fait. Mais il arrive quelquefois, que le sang s'épanche intérieurement dans la cavité de la matrice, tandis que l'on n'est averti du danger que par le volume énorme du ventre. Les syncopes et le hoquet accompagnent cette espèce d'hémorrhagie interne; si l'on n'y remédie pas sur-le-champ, en vidant l'uterus et en sollicitant les contractions de ce viscère, la mort peut survenir. Il y a plusieurs observations de ce genre. Mais le danger existe surtout lorsque l'hémorrhagie utérine a lieu après une grossesse de jumeaux; car alors l'élasticité du ventre et des parois de l'utérus est considérablement affaiblie. On sollicite quelquefois pendant plusieurs heures, par les frictions sèches faites sur le ventre, les contractions de la matrice; si la perte utérine continue, on est obligé alors d'y remédier par les applications froides et par des injections de vinaigre, en y ajoutant la compression, soit médiate, soit immédiate, exercée sur le col même de l'utérus. Si malheureusement il y a de la part de l'accoucheur ou de la sage-femme la moindre négligence dans l'administration de ces premiers secours, il peut arriver une hémorrhagie utérine fatale en quelques instans. Lorsque le hoquet et les convulsions se sont déclarés, il n'est déjà plus temps d'y remédier. Il ne faut rien négliger, car on a vu des léthargies produites par la perte utérine, devenir quelquefois la cause d'inhumations précipitées. Je ne parle donc pas ici des autres pertes utérines occasionées par différentes causes, soit à la suite d'avortement ou de fausse couche, soit après le décollement du placenta pendant la grossesse, ou des convulsions qui exigent quelquefois que l'on termine l'accouchement. Il y a en outre l'implantation de l'arrière-faix sur le col de l'utérus, qui entretient l'hémorrhagie, les polypes utérins, l'ulcère. Je ne considère même pas les règles excessives qui produisent quelquefois la même espèce d'hémorrhagie; mais les convulsions et le hoquet peuvent encore survenir chez des femmes très-nerveuses, attaquées d'hystérie, sans qu'il y ait ici le moindre danger; ce qu'il faut bien distinguer des cas précédens.

## APHORISME LVII.

Le flux menstruel trop abondant est une source de maladies ; et son défaut en est une autre d'affections de l'utérus.

La ménorrhagie détruit l'équilibre des forces, s'oppose à l'hématose, est suivie de chlorose, de cachexie, d'hydropisie, tandis que l'aménorrhée engendre l'hystérie, l'hypochondrie, l'ictère, la métrite aiguë et chronique. On doit ainsi prévenir l'excès de la menstruation ou son défaut. Mais combien un médecin éclairé ne doit-il pas agir ici avec prudence ! tantôt il sait exciter l'action de l'utérus, tantôt il sait la réprimer, détourner ailleurs la fluxion morbide ou l'appeler vers cet organe. En un mot, il devient le ministre de la nature, dont il favorise les indications salutaires. C'est surtout à l'aide d'une saine philosophie et des moyens puisés dans l'hygiène, qu'il lui est permis d'espérer de calmer l'orage des passions dans quelques circonstances de la vie, où malheureusement tous les secours humains ne peuvent empêcher bien des écarts de la raison. Une tolérance bienveillante lui fait une loi de méditer sur les causes souvent cachées de la manie, de la folie, de la démence, de l'extase, du somnambulisme, et de mille autres affections nerveuses réelles ou simulées, trop souvent, hélas! suivies de rechutes, mais contre lesquelles il ne peut trop s'armer de patience, de prudence, de courage, de fermeté; encore sa sagacité échoue-t-elle bien souvent dans cette lutte contre les passions de tous genres. En soignant des femmes vaporeuses, inoccupées, il ne doit jamais accueillir des vœux coupables; il faut en un mot qu'il soit toujours affable envers ses malades, compatissant et surtout de mœurs pures, sévère quand il le doit, et exempt de passions. J'insiste ici sur ces réflexions, parce que le médecin est obligé de faire beaucoup de questions aux jeunes personnes avec lesquelles il se trouve en rapport plus ou moins directement. Il doit éviter avec le plus grand soin toute recherche qui n'est pas absolument nécessaire pour s'assurer de la vérité; son ministère lui en fait le devoir le plus rigoureux, pour sa propre gloire, pour l'honneur et la sûreté des familles, et le bien de la société. Je conseille spécialement ici aux jeunes médecins la lecture des *Traités de Morale d'Hippocrate*, dont j'ai donné la traduction française en regard du texte grec 1 vol. in-12, Paris, 1824 (1).

---

(1) Ces traités sont intitulés : *Des Préceptes, De la Décence, du Médecin.* Il y a, en outre, le *Serment* d'Hippo-

## APHORISME LVIII.

La strangurie accompagne l'inflammation du rectum et de l'utérus, et la suppuration des reins; le hoquet suit l'inflammation du foie.

---

L'irritation des voies urinaires en général ou des reins, des uretères, de la vessie et de l'urèthre s'annonce ordinairement par la chaleur, la douleur, la cuisson et la difficulté d'uriner. On donne le nom de dysurie, de strangurie et ischurie aux différens degrés de la maladie, jusqu'à l'entière suppression de l'urine. La dysurie paraît plus spécialement dépendre de l'irritation de la vessie, de la prostate et des vésicules séminales, quoique des urines très-âcres produisent quelquefois le même

---

crate, la *Loi de Médecine*, le *Traité de l'Art de la Médecine contre ses détracteurs*, et le *Livre de l'ancienne Médecine* (que j'ai aussi traduits en français), Paris, 1823, pour les mettre plus à la portée des jeunes médecins. Ce sont ces ouvrages que l'on devrait expliquer, et dont la publication en français, permet une lecture facile et profitable aux étudians.

symptôme, sans aucune lésion de ces organes; la strangurie accompagne plus ordinairement l'affectation des reins, surtout dans la colique néphrétique, occasionée par la présence de calculs dans le bassinet ou dans les uretères. Si ces corps étrangers ou tout autre, comme des vers ou du pus très-épais, bouchent ces petits canaux par lesquels l'urine parvient à la vessie, il y a suppression totale ou ischurie. Quand il y a simplement irritation de la membrane muqueuse, qui tapisse toute l'étendue des voies urinaires, on voit alors beaucoup de mucosités, qui s'écoulent avec l'urine et forment un dépôt épais et blanchâtre, qui se précipite au fond du vase. C'est en général cette affection que l'on nomme catarrhe rénal, vésical, uréthral, suivant les diverses parties qui en sont attaquées. Chez les femmes, il y a le catarrhe utérin et vaginal. La même affection peut être produite par contagion, comme dans la blennorrhagie syphilitique. Le méat urinaire, de même que l'extrémité du gland, est rouge et enflammé. La maladie s'annonce ordinairement par la dysurie, quelquefois par la strangurie, mais rarement par l'ischurie, à moins qu'il ne s'y joigne une inflammation particulière des reins ou de la vessie. Dans ce cas, il faut évidemment employer la méthode antiphlogistique, avoir recours aux bains, aux lavemens, aux sangsues, à la diète, à la saignée du bras, pour apaiser la violence de la maladie; mais ce serait en vain que l'on espérerait de guérir par cette seule méthode une affection provenant du virus vénérien. Nous ne rappelerons pas ici la fatale expérience d'un jeune étudiant, qui s'est inoculé lui-même ce dangereux poison, et qui a fini par ne pouvoir y remédier, victime de son aveugle confiance dans les théories spéculatives, qu'il serait inutile de combattre ici par de longs raisonnemens. La mort la plus odieuse a été tout le fruit de sa témérité; le suicide, à un âge où tout annonce le bonheur, a terminé son existence. Quel exemple pour ceux qui nous suivront! Ce n'est pas ainsi qu'Hippocrate interrogeait la nature : il ne nous a laissé que de bons exemples.

## APHORISME LIX.

Voulez-vous connaître si une femme est apte à la fécondation? après l'avoir bien enveloppée de ses couvertures, faites-lui prendre des fumigations avec des aromates; si l'odeur vous paraît avoir monté à travers le corps et la bouche, sachez que l'infécondité n'est point son fait.

---

L'expérience est ici au moins douteuse. La porosité des chairs serait le seul indice de fécondité comme si les organes génitaux de la femme n'étaient pas spécialement, sous le rapport d'une bonne conformation, la condition la plus essentielle ; mais on ne peut pénétrer intérieurement jusqu'aux ovaires, ni reconnaître si les trompes sont libres; or on sait que ces petits canaux s'ouvrent dans l'utérus, mais dans une direction oblique. Je ne puis croire encore, que des odeurs vaporeuses aromatiques, dirigées vers l'utérus par le vagin, puissent se faire jour jusqu'à travers la bouche: ceci est par trop fort ; et si l'arome s'échappe extérieurement entre la peau et les couvertures, l'expérience est encore bien plus fautive. Comment alors, sur une si vague indication, aller attaquer pour fait d'infécondité un homme bien conformé; car celui-ci serait aussi autorisé à se défendre contre les reproches de stérilité. Dans l'un et l'autre sexe, il n'y a qu'une manière de juger de la possibilité d'une heureuse fécondité : c'est par la bonne conformation des parties sexuelles. Leurs défauts, soit par excès, soit par diminution, entraînent nécessairement après eux la stérilité absolue; à plus forte raison l'hermaphrodisme, dont, philosophiquement parlant, il n'y a peut-être pas un seul exemple bien constaté.

## APHORISME LX.

Si les règles continuent pendant la grossesse, le fœtus sera nécessairement faible.

---

Il y a certainement des exceptions, et l'on a pu remarquer des grossesses avec la révolution du flux menstruel, sans de graves inconvéniens pour l'enfant, pourvu que ce soit une légère menstruation et qu'elle ne dégénère pas en hémorrhagie; car, outre le défaut d'hématose pour l'enfant, il y a aussi à craindre une perte très-sensible des forces pour la femme enceinte, de manière que l'on doit s'attendre aussi à l'avortement; ce n'est donc qu'une exception rare, et l'aphorisme est vrai en général. On doit donc ne pas s'inquiéter d'une légère menstruation qui paraît, surtout dans les deux ou trois premiers mois de la gestation, chez les femmes très-robustes et sanguines, c'est même pour elles une sorte de bienfait naturel qui les exempte de la fausse-couche. S'il n'arrive pas d'accidens, quand même un léger écoulement sanguin surviendrait tous les mois, jusqu'à la fin de la grossesse, il faudrait se garder de le supprimer par des astringens ou des saignées intempestives et réitérées; car ce serait ainsi que l'on produirait artificiellement ce que l'on aurait voulu faire éviter naturellement. Quand il n'y a que de la faiblesse, le repos, le régime et l'éloignement des violentes émotions de l'âme et des passions, les incrassans, les acidules et les mucilagineux suffisent ordinairement. Quelquefois on emploie les fumigations aromatiques extérieurement et les lavemens rafraîchissans intérieurement, mais il faut que ce soit avec beaucoup de prudence.

---

## APHORISME LXI.

S'il y a suspension de la menstruation sans fièvre, mais avec dégoût, supputez la grossesse.

---

La suspension ou interruption de la menstruation, non précédée de frisson ni de fièvre, tandis qu'il y a du dégoût, est ici un effet sympathique de l'utérus avec l'estomac. Ces phénomènes se manifestent dès le commencement de la vraie grossesse. On ne pourrait les attribuer ici uniquement à la pléthore, puisqu'ils se dissipent au fur et à mesure des progrès de la gestation. A la vérité, il n'en peut être de même, s'ils se manifestent vers le quatrième ou cinquième mois; aussi on remarque une plénitude qui s'annonce, en général, par la rougeur du visage, le pouls ordinairement dur, plein et tendu, l'étouffement, la difficulté de respirer, de fermer les poignets : à ces caractères on ne peut méconnaître la pléthore sanguine. Ce ne sont ici ni les vomitifs, ni les purgatifs, qui peuvent faire cesser le dégoût; ils seraient même dangereux: il faut de toute nécessité recourir à la saignée du bras. Au reste, le dégoût qui paraît au commencement de la grossesse, est plutôt une répugnance pour certains alimens qu'une anorexie véritable; l'appétit, loin d'être détruit, subsiste toujours; il y a plus, il se porte sur des choses qui ne plaisent pas ordinairement quand on est en santé: si l'on s'en rapporte aux observations citées à ce sujet dans nos livres, il y a des exemples presque incroyables de ces appétits bizarres, de ces goûts dépravés de femmes grosses, qu'il serait plus répugnant encore de faire connaître. Mais le dégoût accompagné de nausées et de vomissemens, se prolonge quelquefois pendant toute la durée d'une gestation orageuse, sans fièvre ni frisson, comme il est possible que ces accidens se manifestent au commencement; on réunit alors les signes les plus remarquables pour reconnaître l'espèce de fièvre et la traiter. Il y a enfin des exemples de fausse grossesse accompagnée de tous les signes de vraie gestation; de sorte qu'il est arrivé souvent des méprises très-graves, suivies de soupçons injurieux à la réputation des filles et des femmes. L'on ne peut être trop circonspect sur le pronostic : ainsi, la bonne couleur du visage, la présence du lait dans les mamelles, et la suspension des règles, sont des signes à peu près certains de la vraie grossesse; mais le toucher du col de l'utérus peut seul rectifier ici toute l'incertitude de nos prévisions.

---

## APHORISME LXII.

Les femmes dont l'utérus est froid et compacte ne conçoivent pas; ni celles en qui il est saturé de mucosités, car le feu générateur s'y éteint; ni celles où l'ardeur et la sécheresse dominent, car la liqueur prolifique s'y consume faute d'alimens; mais celles qui tiennent le milieu entre ces deux extrêmes sont surtout fécondes.

---

Les femmes d'une constitution lymphatique, faibles, cachectiques, irrégulièrement menstruées, sont sujettes à des écoulemens opiniâtres par la vulve; l'utérus manque d'absorption, le sang qui s'en échappe est d'une mauvaise couleur. On doit donc considérer ici l'atonie, le défaut de sensibilité et le relâchement de la membrane muqueuse, comme les causes de l'avortement qui succède si souvent au catarrhe utérin. On observe la disposition contraire chez les femmes très-fortes, d'une constitution sanguine, pléthorique, au teint brun, aux formes rudes, avec des muscles très-prononcés, et ayant jusqu'à ce duvet qui sied si bien à notre sexe. Une excessive lubricité accompagne ordinairement ce tempérament, et l'on nomme hommasses les femmes qui en sont douées; l'ardeur des passions est portée chez elles au dernier degré, tandis que l'apathie et l'insensibilité des premières leur fait fuir, en quelque sorte, les plaisirs vénériens. Quant au mélange exact des deux liqueurs prolifiques, même dans l'utérus, il est contredit par les phénomènes qui accompagnent constamment l'acte de la génération, quand il est suivi de fécondation : ainsi on a ouvert des femelles de brebis peu de temps après s'être accouplées, et on a trouvé la liqueur spermatique du mâle dans les ovaires de la femelle et non dans l'utérus; des femmes mortes peu de temps après le coït ont présenté de même, à l'autopsie, la liqueur spermatique dans les ovaires. D'ailleurs, c'est une pratique constamment suivie pour nos usages domestiques, de priver les femelles de la fécondité par l'excision des ovaires, comme on fait des eunuques par l'amputation des testicules. La condition expresse de fécondation chez les femmes est dans la présence des ovaires, leur état sain, sans obstruction ni tumeur; la libre communication des trompes avec l'utérus n'est que conditionnelle pour la grossesse utérine; dans le cas contraire, il y a grossesse extra-utérine, comme il en existe de fréquens exemples. Il est néanmoins avéré que la bonne conformation des organes générateurs masculins et féminins ne suffit pas encore pour rendre raison du plus ou moins de fécondité; puisque l'on a vu la stérilité dépendre de la seule répugnance de cohabitation d'un individu avec un autre, et le désir immodéré ainsi que les jouissances excessives devenir également une cause de stérilité momentanée, tandis que l'occlusion du col de l'utérus, l'inflammation, l'obstruction ou la tumeur des ovaires, sont des causes d'infécondité souvent absolue. Ce défaut peut venir aussi de la mauvaise disposition des organes servant à la copulation; ainsi dans l'homme l'hypospadias, et dans la femme le défaut d'ouverture du vagin ou l'imperforation de la vulve, de même que celle du gland, sont aussi des causes de stérilité dans l'un et l'autre sexe. Le mélange des semences ne nous semble être qu'une hypothèse, quoique ce soit peut-être le seul moyen possible de faire remarquer l'unique secret des ressemblances dans les mêmes familles. En général les femmes les plus fécondes sont d'une bonne constitution, les brunes encore plus que les blondes: elles ont la taille bien prise, plutôt svelte que ronde; les hanches pleines et arrondies; les mamelles bien placées, point trop volumineuses; la poitrine évasée, et la voix sonore mais douce.

---

## APHORISME LXIII.

Il en est de même des hommes : car des chairs très-poreuses laissent échapper l'esprit vivifiant qui n'envoie plus le sperme; ou bien, par trop de densité, la liqueur prolifique ne peut se faire jour; ou par défaut de chaleur naturelle, elle ne peut s'échauffer ni se rassembler dans ses réservoirs; ou cela arrive encore par un excès contraire ou de frigidité.

---

Il semble que ce soit le système de Démocrite qui paraisse ici préféré par l'auteur; mais on sait que son système d'adoption est celui d'Héraclite; c'est-à-dire qu'Hippocrate, en parlant du feu générateur, lui attribue à peu près la cause de la fécondité dans l'un et l'autre sexe, comme nous voyons les germes fécondés dans le sein de la terre par la chaleur; et suivant que le tissu des chairs s'en laisse plus ou moins pénétrer, la vitalité augmente ou diminue; de là, l'activité plus ou moins grande des germes. Toutefois, il y a des réservoirs dans l'homme pour recevoir la liqueur prolifique; ce sont des vésicules séminales qui communiquent par les canaux déférens avec les vaisseaux spermatiques des testicules. Il y a sécrétion du sperme, dont une partie est plus épaisse et l'autre plus claire, et éjaculation par les vaisseaux afférens, qui s'ouvrent près du col de la vessie, à côté d'une petite éminence charnue que l'on désigne sous le nom de *verumontanum* : mais une partie de la liqueur séminale est résorbée et retourne à la circulation. La frigidité sénile est une cause de stérilité; mais l'excessive salacité par excès de chaleur est aussi une cause de stérilité, le priapisme en est un exemple. D'ailleurs, on sait que l'épaisseur du sperme suppose un certain séjour de la liqueur prolifique dans les vésicules séminales; la flaccidité des testicules et de la verge annonce presque toujours la stérilité dans l'homme, mais non d'une manière absolue, tandis que la tonicité ou la rigidité du pénis peut encore avoir lieu, même avec l'ablation des testicules, comme chez quelques eunuques, qui pour cette raison ne sont pas tout-à-fait exempts du soupçon de viol; mais ils ne peuvent engendrer. Ainsi la condition expresse de fécondation dans l'homme est la virilité, ou l'excrétion de la liqueur prolifique : les vésicules séminales, ainsi que les testicules, doivent être sans aucune tumeur, ni obstruction ; et les vaisseaux éjaculatoires bien percés, parfaitement libres ; le canal de l'urèthre dans une direction droite. Toutes les autres explications sont à peu près hypothétiques.

## APHORISME LXIV.

Le lait est nuisible dans les douleurs de tête et les fièvres, et avec la soif, ou lorsque les hypochondres sont élevés et murmurans ; il nuit aussi dans le flux de ventre bilieux, dans les fièvres aiguës et le flux de sang très-copieux ; il est utile au contraire aux phthisiques, lorsque la chaleur fébrile est modérée ; c'est pourquoi il est nécessaire surtout dans les petites fièvres lentes, pourvu qu'il n'y ait aucun des mauvais signes précités ; enfin il est utile dans les longues convalescences et dans le marasme.

---

Il est évident que l'auteur a voulu d'abord désigner l'état bilieux comme le plus contraire à l'usage du lait ; notamment dans les fièvres bilieuses avec céphalalgie sus-orbitaire, soif ardente, distension des hypochondres, gonflement des intestins par des gaz; car ce sont tous les symptômes d'embarras gastrique et intestinal. On ne ferait donc qu'aggraver beaucoup l'état de plénitude de l'estomac, en prescrivant le lait, soit pour la fièvre, soit pour apaiser la soif; l'irritation augmenterait, et il pourrait en résulter des accidens encore plus prononcés, tels que des nausées continuelles, des rapports nidoreux, le vomissement ou la diarrhée, et une sorte de fermentation des parties caséeuses dans les intestins; ce qui serait immanquablement suivi de coliques et de dégagement de gaz ou borborygmes, avec distension des hypochondres, où se trouvent surtout les circonvolutions de l'intestin colon, et de l'iléon, à droite et à gauche: en outre, le refoulement du diaphragme vers la poitrine produit nécessairement la gêne de la respiration, s'oppose à la circulation du sang, à la sécrétion de la bile, par la compression du foie et de la vésicule du fiel; d'où résultent les plus graves accidens dans les fièvres, et notamment dans les exacerbations ou redoublemens. Le petit lait est très-salutaire dans les fièvres bilieuses, inflammatoires; il calme très-bien la soif; est diurétique, laxatif, mêlé à la pulpe de tamarins ou au tartre stibié; il devient un excellent purgatif, même dans les fièvres très-aiguës. Mais on donne le lait pur, plus ou moins épais, en le choisissant selon divers degrés de ses portions caséuses, butyreuses ou aqueuses : ainsi le lait de vache est dans la première catégorie ; le lait de chèvre vient après, puis le lait d'ânesse ; et enfin celui de femme. Il y a des circonstances où l'on préfère l'un à l'autre : en général, dans la phthisie, lorsque la fièvre est médiocre, on donne le lait d'ânesse, parce qu'il est plus aqueux et qu'il rafraîchit peut-être davantage, ou même encore parce qu'il se digère plus fecilement ; on donne le lait de vache avec l'eau d'orge aux personnes faibles, aux enfans, aux convalescens ; le lait de chèvre est bon aux enfans, et aux personnes délicates qui n'y répugnent pas.

Le lait de femme est aussi très-convenable ; et il y a des exemples de phthisiques guéris par ce moyen thérapeutique. dont a parlé aussi Galien. Lorsque des fièvres hectiques sont occasionées par des acrimonies, par exemple dans les cas de dartre, de gale ou de virus dégénéré, cancéreux, vénérien ou scorbutique, avec fièvre, chaleur dans la paume des mains, soif, rougeur des pommettes, petite toux sèche ou crachement de sang, on peut administrer le lait d'ânesse ou de vache pour toute nourriture. On en éprouve aussi de bons effets dans la goutte ; lorsque enfin, à la suite des maladies aiguës dégénérées, tout annonce une vive irritation de la poitrine, ou lorsqu'il y a des douleurs d'estomac ou des coliques, que rien ne peut apaiser, le lait quelquefois a suffi pour la guérison. Dans les longues convalescences, le régime devient la boussole du médecin. C'est donc sur le choix de bons alimens qu'il doit baser son traitement; et si les forces sont très-affaiblies, il est évident que le lait est le meilleur aliment.

---

## APHORISME LXV.

La tuméfaction qui succède aux grandes plaies prévient les convulsions et le délire; mais si la rougeur disparaît tout-à-fait, et si la lésion est en arrière ou près du rachis, il en résulte des spasmes et le tétanos; mais si elle est en avant, il survient alors une douleur aiguë au côté, ou l'empyème, ou la dysenterie, surtout si la rougeur était considérable.

---

Il n'est rien de plus dangereux après les amputations, que de voir s'évanouir tout-à-coup l'inflammation. Hippocrate a déclaré que dans toutes les plaies un peu considérables, la fièvre ne devait pas durer au-delà de vingt-quatre heures pour la suppuration, que les bords de la plaie devaient s'enflammer et les extrémités des veines fournir un pus blanc et épais. C'est aussi ce qui arrive après la levée du premier appareil; mais ordinairement on a soin de prévenir une fièvre trop forte en soumettant le malade, avant l'opération, à une diète sévère, en lui faisant une ou plusieurs saignées du bras, en calmant le moral. Mais lorsque, par exemple, un écart de régime, un accès de colère ou la crainte, la tristesse ont agi sur le blessé, on voit tout d'un coup les bords de la plaie s'affaisser, devenir ternes et noircir. Si la gangrène d'hôpital s'y joint, la suppuration se tarit, et le malade meurt en vingt-quatre ou quarante-huit heures. Les spasmes, le délire, les convulsions et le tétanos proviennent généralement d'une vive irritation des nerfs; et moins le gonflement est extérieur plus ces accidens sont à craindre, parce que la tuméfaction ne survenant pas, l'irritation continue et se communique au cerveau par les cordons nerveux, surtout très-nombreux vers le rachis; les tendons des muscles extenseurs s'attachant aux apophyses épineuses peuvent être aussi incomplètement divisés, la suppuration ne pouvant amener l'état de relâchement, il en résulte que le spasme continue. Quand au contraire la plaie est en devant, il peut y avoir épanchement de sang; un abcès peut se former dans la poitrine, comme il arrive souvent dans les plaies pénétrantes, soit par des corps aigus tranchans, comme sabre, fleuret, couteau, épée, soit par des corps contendans; car les plaies contuses sont encore plus graves que les plaies simples; les coups d'arquebuse ou d'armes à feu sont de tous les plus dangereux. Ainsi les accidens nerveux de toute espèce, les épanchemens de sang, les empyèmes, les fractures des os, leur exfoliation, la gangrène, le sphacèle en sont souvent les résultats. Toutes les fois qu'il ne survient pas de tuméfaction extérieure on doit craindre le contrecoup ou l'épanchement intérieur. La douleur aiguë au côté, et la suppuration ou l'empyème succèdent souvent aux plaies contuses de la poitrine, aux coups, aux chutes sur cette partie; la dysenterie survient par une sorte de métastase sur les intestins, à la suite des amputations et des larges blessures, quand la tuméfaction disparaît tout à coup; mais une fièvre de vingt-quatre heures et l'irritation de la blessure annoncent bientôt la cessation du danger.

---

## APHORISME LXVI.

Les grandes plaies sans tuméfaction sont dangereuses.

---

C'est ici la conclusion de ce qui précède. Lorsque la gangrène s'annonce, il survient peu ou point de gonflement; les parties s'affaissent sur elles-mêmes; l'insensibilité et la flaccidité des chairs, leur couleur jaune ou terne, la mauvaise odeur, le défaut de suppuration, tout annonce ici un défaut de vie et de réaction : la gangrène ou le sphacèle en sont la suite nécessaire. C'est ce que l'on voit généralement arriver dans les violentes chutes et contusions des membres, où les chairs et les os sont comme broyés. Si alors il ne se forme pas un cercle autour des parties saines, il serait imprudent d'amputer, car on pourrait alors avoir manqué de retrancher la partie gangrénée. Dans ce cas, on voit une couleur livide ou noire, une ou plusieurs phlyctènes se former et gagner, en un moment, les parties plus éloignées; les syncopes, les défaillances, la chute des traits de la face, le pouls petit et misérable, l'extinction totale des forces, l'aphonie, précèdent de quelques instans la mort.

## APHORISME LXVII.

Les tumeurs molles sont les meilleures; les dures et crues sont les plus mauvaises.

---

Par les tumeurs dures et crues notre auteur veut désigner ici, par exemple, les scrofules, qui présentent des tumeurs glanduleuses et des ulcères avec des bords sanieux, durs, ou les cancers, les exostoses et ankyloses, les squirrhes, les tumeurs enkystées et autres.

Quand un cercle rouge, épais se forme sur le pourtour d'une plaie, que la sensibilité des chairs n'est point trop grande, que les bords de la plaie sont mous, humides, on peut s'attendre à la suppuration, que l'on favorise par des cataplasmes émolliens, comme, par exemple, pour les phlegmons, les anthrax, les abcès glanduleux. On ranime au contraire les bords de la plaie en les saupoudrant avec du quinquina, ou en y appliquant des toniques, comme de l'eau-de-vie camphrée, lorsque les chairs sont mollasses ou un peu livides. Les ulcères avec des bords durs et calleux se guérissent par la cautérisation ou l'excision. Les médicamens spécifiques propres aux virus, doivent aussi faire une partie essentielle du traitement. Il n'y aurait pas d'espoir de guérir des chancres ou des bubons vénériens par des cataplasmes émolliens ou des sangsues; il faut scarifier profondément les plaies vénimeuses, et cautériser celles faites par des animaux enragés; mais on ne réussit pas si on a trop tardé à faire la cautérisation.

## APHORISME LXVIII.

Dans les douleurs occipitales, la saignée de la veine frontale est utile.

---

Si les douleurs occipitales sont anciennes, il est difficile de concevoir comment une saignée de la veine frontale pourrait y être utile. Il n'en serait pas de même d'une hémorrhagie du nez. S'il s'agit seulement d'une saignée dérivative, elle est trop faible pour que l'on puisse y attacher quelque importance; c'est ainsi que depuis long-temps on a abandonné la saignée des veines ranules, de la salvatelle : mais j'avoue que l'artériotomie et la saignée de la veine jugulaire sont d'une toute autre utilité que la phlébotomie frontale; mais on leur reproche la difficulté d'arrêter le sang ou de le laisser couler. Des observations ont résolu les objections pour et contre. Il y a des apoplexies et des asphyxies où la saignée de la jugulaire est préférable à la saignée du bras; enfin, il y a des cas de fièvres cérébrales où l'artériotomie est le seul moyen de guérison. La saignée de la saphène paraîtrait surtout convenir dans les affections du ventre déjà anciennes, la suppression des règles ou l'interruption récente des lochies chez les nouvelles accouchées. Mais s'il faut tout de suite avoir une copieuse évacuation de sang de la tête, la section de l'artère temporale serait préférable à toutes les autres saignées ; toutefois, on doit y recourir avec beaucoup de prudence.

---

## APHORISME LXIX.

Les frissons se déclarent ordinairement aux lombes chez les femmes, et rampent le long du dos, vers la tête ; chez les hommes ils commencent plutôt derrière qu'en devant des coudes et des cuisses, où la peau est plus rare. Cela est visible par les poils.

---

Les frissons paraissant dans des régions différentes et suivent cependant toujours le trajet des nerfs ; s'ils sont très-considérables ou très-longs, ils donnent naissance aux spasmes, aux convulsions, aux différentes espèces de tétanos. Il serait difficile d'expliquer autrement leur durée ou leur violence ; car si la peau seule était affectée, il suffirait d'y appliquer la chaleur pour terminer les frissons fébriles : or, il n'en existe rien ; bien plus, des accès de fièvre ont été quelquefois si violens, que les malades approchés d'un grand feu se sont brûlés jusqu'aux os, sans en rien sentir. Les frissons sont occasionés par une modification de la sensibilité; on observe qu'ils accompagnent ou précèdent toujours les fièvres d'accès et continues: or, on sait qu'il y en a de plusieurs espèces; que la fièvre quarte, qui est la plus longue, est aussi celle où le frisson est le plus opiniâtre et le plus profond; tandis que les fièvres malignes les plus graves ne sont souvent accompagnées ou précédées que d'une forte horripilation ou frissonnement.

## APHORISME LXX.

Ceux qui ont la fièvre quarte ne sont pas sujets aux convulsions; et s'il leur en survient, elle les en délivre pour l'ordinaire.

---

La moins funeste de toutes les fièvres et que l'on supporte le plus facilement, a dit Hippocrate, dans le 1er livre *des Épidémies*, est la fièvre quarte; mais aussi elle est la plus opiniâtre, non-seulement elle se montre toujours telle, mais sa présence délivre de grandes maladies. On a beaucoup cité dans ces derniers temps Baglivi, pour attaquer la doctrine même d'Hippocrate; voici pourtant un précepte qui confirme parfaitement la vérité de l'aphorisme : *natura sui conscia*, dit Baglivi, *crises moliendo magis proficit quam medicus suis remediis* : « La nature, qui sait bien ce qu'elle doit faire, avance plus la guérison d'une maladie en préparant une crise que le médecin avec le secours de tous ses remèdes. » Cette opinion a d'ailleurs été adoptée par un auteur en médecine, que l'on n'accusera pas d'être partisan des systèmes; celui qui a pris pour épigraphe cette sentence de Cicéron : *Opinionum commenta delet dies, naturæ judicia confirmat.* Robert. *Traité des principaux objets de médecine*, t. 1, p. 338, il ajoute : « J'avertis qu'il faut être éclairé du flambeau de l'observation pour apprécier le mérite de cette doctrine, et sentir l'avantage que les vrais principes de l'art ont sur la théorie ordinaire qui se trouve à chaque pas en contradiction avec l'observation, de même qu'il est nécessaire de se pénétrer de ces principes pour observer avec fruit. Hippocrate remarque donc dans ses *Épidémies*, que tous les enfans attaqués de la fièvre quarte furent exempts de convulsions. (liv. 1.) Si ceux qui sont sujets aux obstructions du foie ou de la rate et qui ont depuis long-temps une fièvre quarte, tentent de s'en débarrasser par le quinquina, ils tombent dans la cachexie et l'hydropisie. Mais il faut convenir cependant, que l'on meurt de fièvre quarte ainsi que de toute autre maladie. La fièvre tierce même, très-prolongée, engendre les obstructions et l'hydropisie, suivant quelques médecins; elle serait toujours symptomatique, selon quelques autres. Si l'on voulait en tirer cette conséquence, qu'il est nécessaire de guérir les fièvres intermittentes, aussitôt qu'elles paraissent; loin de les guérir, on les aggraverait beaucoup. La théorie qui consiste à attaquer localement la maladie locale des viscères par des saignées locales, a des avantages que l'on ne peut méconnaître. Si la fièvre tenait à cette cause, on serait toujours sûr de la guérir par cette méthode avec les sangsues; mais il faut y joindre un traitement intérieur, qui puisse débarrasser les viscères et changer les mouvemens fluxionnaires. Les apéritifs unis aux diurétiques amers et purgatifs, sont les meilleurs moyens thérapeutiques, pour guérir les fièvres intermittentes en général, en commençant par les émétiques et les purgatifs.

## APHORISME LXXI.

Ceux dont la peau est sèche et tendue meurent sans sueur. C'est le contraire lorsqu'elle est sèche et rare.

Puisqu'il s'agit ici de la mort avec sueur ou

sans sueur, il semble qu'il soit indifférent de savoir si la peau est plus ou moins tendue, lâche ou rare. Toutefois, remarquons que les phénomènes physiologiques s'accordent ici avec l'observation, et qu'il y a des personnes dont le tissu cutané est tellement ferme et serré, qu'il serait impossible de les faire suer avec des médicamens sudorifiques très-violens, tandis que d'autres suent très-facilement. Hippocrate a observé que les sueurs promptes, faciles, délivrent promptement des maladies. C'est donc vers cette voie qu'il faut sagement se diriger, si l'on sent que la peau présente de la mollesse et une chaleur douce, avec le pouls médiocrement développé; mais s'il est dur et plein, fort ou fréquent, très-tendu, les meilleurs sudorifiques ou diaphorétiques sont la saignée du bras ou les sangsues, les boissons tièdes, mucilagineuses. Lorsqu'au contraire, la peau est très-sèche, la chaleur très-âcre, on doit proportionner à la violence de la maladie, les moyens thérapeutiques: la saignée est encore ici nécessaire, mais les légers apéritifs, l'eau de poulet, le petit-lait, l'eau de chiendent avec les émulsions et les sirops, paraissent plus convenables. Quoi qu'il en soit, le pouls doit toujours guider le médecin; et les symptômes d'irritation des organes, particulièrement caractérisés, le dirigent dans le traitement, de manière à ne prendre que secondairement, les moyens de pousser soit aux urines, soit aux sueurs, suivant l'indication qui se présente. D'ailleurs, il y a des affections qui communiquent particulièrement à la peau une sécheresse et une décoloration particulières, comme on l'observe dans la chlorose, la cachexie, les obstructions du foie ou de la rate, le carreau, l'hydropisie; lorsque ces affections sont guéries, la peau reprend ses fonctions, sans le concours de la plus ou moins grande laxité des fibres cutanées.

---

## APHORISME LXXII.

Les ictériques ne sont presque jamais sujets aux flatuosités.

---

Galien prétend dans ses *Commentaires*, qu'il faut lire l'aphorisme sans la négation ; ce qui favoriserait une interprétation tout-à-fait différente de celle que nous donnons à l'aphorisme, sans y rien changer: en effet, tout ici est relatif à la coction des alimens. Or comme la bile est un des principaux élémens de la digestion, et qu'elle ne peut se faire jour par les canaux cystique et cholédoque, qui la versent dans le premier des intestins, il résulte que l'action du canal digestif devient à peu près nulle. Dans l'état naturel, la bile se répand dans les intestins grêles, où, par son amertume, elle favorise la conversion du chyme en chyle, et opère la défécation des parties les plus grossières des alimens dans le rectum. Les flatuosités ou les éructations supposent au moins un commencement de coction; c'est ainsi que dans la lienterie, les renvois acides inaccoutumés, comme nous le dirons bientôt, sont de bon augure. Mais si la sécrétion de la bile est suspendue dans le foie, soit par des calculs biliaires qui obstruent les vaisseaux sécréteurs ou bilifères, ou les canaux excréteurs hépatique et cystique; soit que cet effet vienne de plethore veineuse ou de la veine porte, il en résulte toujours le même phénomène, qui est l'interruption momentanée de la sécrétion de la bile. De cette cause provient absolument le défaut de tonicité du canal digestif et la nullité du travail de la digestion : conséquemment, il ne peut y avoir ici de flatuosités ni d'éructations. Lorsque la maladie marche vers la guérison, on observe au contraire des émissions de vents par bas, qui annoncent le rétablissement des fonctions digestives, comme je l'ai observé souvent chez des ictériques à la fin de leur traitement.

FIN DE LA CINQUIÈME SECTION.

# SECTION SIXIÈME.

## APHORISME PREMIER.

Dans la lienterie déjà ancienne, les rapports acides, inaccoutumés, sont d'un augure favorable.

Le but de l'auteur est ici de faire sentir la différence d'inertie du canal intestinal de la tonicité, qui dans l'état naturel, ne se fait apercevoir par aucun trouble intérieur des fonctions digestives. La sensibilité et l'irritabilité de l'estomac sont les causes directes de la digestion : elles peuvent être excitées localement par les alimens et les boissons d'une nature plus ou moins excitante, qui agissent sur la circulation par leurs molécules diffusibles ; surtout les boissons spiritueuses, les eaux chargées de substances âcres ou de sels, de principes plus ou moins stimulans ou corrosifs : ainsi il y a plusieurs moyens d'agir sur les propriétés vitales et de les exciter, en stimulant l'estomac. Il y a de même dans l'état naturel, un fluide particulier sécrété à la surface du ventricule par les cryptes et follicules muqueux, qui le versent en abondance, pour la dissolution des substances solides et liquides alimentaires et leur conversion en une pâte grise homogène, d'une odeur aigre, que l'on nomme *chyme*.

Cette pâte alimentaire subit en outre une prépation particulière, dans le premier des intestins pour la formation du chyle. C'est encore à la présence d'un fluide âcre et amer, sécrété par le foie et conservé dans la vésicule, qu'est due la dissolution plus complète des alimens. La séparation de la graisse, la fluidité du chyle, enfin la défécation dans le gros intestin, s'opèrent par la nutrition. Celle-ci ne s'exerce qu'autant que les vaisseaux absorbans peuvent se charger du chyle blanc homogène, un peu sucré, qui passe directement des bouches des absorbans chylifères dans les veines lactées Ces dernières viennent des intestins et du mésentère, et vont se réunir en un long canal dit thoracique, parce qu'il traverse le thorax pour s'ouvrir dans la veine sous-clavière gauche, d'où le chyle se répand dans les veines pulmonaires, où il acquiert, par le seul contact de l'air et par l'acte de la respiration, la consistance et la couleur rouge du sang.

Les rapports aigres supposent au moins une digestion imparfaite des alimens: aussi nous avons remarqué, dans le dernier commentaire sur la cinquième section, que les ictériques ne sont pas très-sujets aux flatuosités, parce qu'il ne digèrent pas; que si des éructations acides surviennent dans une lienterie déjà ancienne, le médecin observateur y reconnaît une lueur d'espérance. Il y a un changement favorable dans la tonicité, l'irritabilité des fibres musculaires : mais il faut que les éructations aigres n'aient point encore paru, ou que les lientériques n'y soient pas habituellement sujets; autrement le pronostic est moins certain. Si le symptôme existe depuis quelque temps, on ne peut donc en rien conclure. Les alimens sont rendus presque immédiatement qu'ils sont reçus dans l'estomac et les intestins. Si la membrane muqueuse est accidentellement relâchée, on obtient la guérison par les astringens. Mais si les ulcérations à la suite de dysenterie sont accompagnées de vives douleurs avec une violente irritation de la membrane muqueuse, celles-ci s'opposent à ce que les alimens reçoivent un degré de préparation convenable dans les intestins, et y fassent un séjour assez long pour permettre la défécation. Il faut les adoucissans, les gommeux, les mucilagineux, les opiacés. Quand bien même la secrétion de la bile cystique et hépatique auraient eu lieu; ni la chymification ni la chylification ne peuvent s'opérer; alors l'hématose est viciée; le sang n'étant plus réparé se décompose; l'infiltration des membres, la décoloration de la peau, la cachexie, sont tous les phénomènes qui accompagnent la lienterie; comme nous voyons l'ictère avec obstruction du foie, être suivi des mêmes phénomènes.

## APHORISME II.

La fluidité du mucus nasal et du sperme indique une santé plus faible, et leur épaississement une plus robuste.

---

Toute la théorie de l'auteur est fondée sur la coction; mais fixée dans de certaines limites, que les médecins observateurs savent seuls apprécier. Ainsi il ne faut point s'en rapporter, pour juger cette théorie, aux déclamations de certains auteurs, qui veulent absolument nier le rôle que jouent les humeurs dans les maladies; ce n'est ici qu'un exemple qu'Hippocrate nous a donné de son sentiment relatif au degré de confiance que nous devons y ajouter, par ce qui se passe journellement sous nos yeux. N'est-il pas vrai que les sujets faibles, délicats ou âgés, éprouvent les effets du défaut de coction humorale? ainsi, par exemple, les vieillards sont sujets à de longs écoulemens séreux d'humeur pituitaire par le nez. Il est certain que les individus qui font abus de l'acte vénérien perdent aussi les qualités propres à engendrer ; c'est le premier objet qui se présente, si l'on attache quelque prix à l'observation. On peut ainsi reconnaître dans les premiers l'humidité, plus grande du nez, et dans les seconds la fluidité du sperme : au contraire, chez les hommes robustes, le mucus nasal est bien plus épais que chez les sujets faibles ; son excrétion n'entraîne même pas de précautions. Il faut enfin un séjour plus ou moins long du sperme dans les vésicules séminales, pour qu'il puisse y recevoir la préparation surtout nécessaire à la coction ; car c'est ainsi que l'on s'aperçoit de sa plus grande consistance. Il en est de même des alimens dans les intestins : l'humidité du ventre précède toujours la diarrhée des phthisiques. Au reste il ne faudrait pas croire, par exemple, que plus l'épaississement du mucus pulmonaire serait grand, plus la guérison du catarrhe serait assurée ; il est vrai que la guérison est plus prompte : mais, si l'excrétion était excessive, il s'établirait une modification de la coction, qui se changerait alors en suppuration ; il y aurait réellement conversion du catarrhe en empyème, dont les suites peuvent être mortelles comme dans la phthisie.

## APHORISME III.

Les ulcères de mauvais caractère ont les bords luisans.

---

Les ulcères baignés par la sanie sont pernicieux ou dangereux. L'auteur indique formellement la dénudation des poils : il y a donc destruction du bulbe pileux autour des bords de la plaie ; ce qui est toujours un très-mauvais signe. Cela se remarque surtout dans les ulcères scrofuleux, vénériens, cancéreux, scorbutiques. Il arrive ainsi, dans ce dernier exemple, que les dents se déchaussent et tombent, tandis que des ulcères extrêmement fétides rongent et détruisent le voile du palais. Les ulcères vénériens produisent les mêmes effets, entraînent la carie des os, et font tomber les poils et les cheveux. Les ulcères des hydropiques, de même que les ulcères variqueux, sont atoniques ; enfin, il y a les fistules, entretenues par les matières stercorales et urinaires. On ne peut traiter toutes ces espèces d'ulcères par les mêmes moyens. On emploie généralement l'excision et la cautérisation et les irritans pour aviver les bords de la plaie, ou on les touche avec des liqueurs corrosives. Ainsi, les bords d'un bubon vénérien sont touchés avec l'acide nitrique, après l'incision de l'abcès avec le bistouri, pour mettre le fond de la plaie à nu, et on la panse avec l'onguent égyptiac; on réprime les chairs fongueuses avec la pierre infernale ou l'alun calciné. On cautérise de même les ulcères et le retrécissement de l'urèthre, compliqués de perforation de la vessie. On excise les fistules à l'anus ou on les lie avec le plomb. On emporte les mamelles cancéreuses, et on guérit les ulcères variqueux, en liant les veines au-dessous du genou.

---

## APHORISME IV.

Dans la dysenterie déjà ancienne, l'appétit entièrement détruit est de mauvais augure.

---

Nous avons expliqué dans nos précédens commentaires sur les aphorismes 31, 32, 33, sect. II, pourquoi le désir des alimens était moins profitable aux malades, au commencement qu'à la fin des affections aiguës. Le pronostic est ici encore plus mauvais, parce qu'il s'agit d'une dysenterie déjà ancienne, qui est une maladie aiguë dégénérée. Le dégoût des alimens se manifeste souvent au début de l'embarras gastrique et intestinal. Il accompagne presque toutes les fièvres, soit aiguës, soit chroniques, continues ou rémittentes. On sait que dans les intermittentes, l'appétit est quelquefois vorace, notamment dans la fièvre quarte : « Les » dysenteries avec fièvre et des déjections de différentes couleurs avec inflammation du foie, de » l'hypochondre et du ventre, ou qui sont accompagnées de vives douleurs, de dégoût et de soif, » sont très-mauvaises. Plus y a de ces symptômes » dangereux et plus tôt le malade mourra ; moins, » au contraire, on en remarque, plus il y a d'espoir. (Hippocr., *Préd.* II, § 106.) Les intestins étant le siége immédiat de la nutrition, il est évident que si les alimens sont mal digérés avant l'extraction des matières alibiles, l'absorption du chyle est nulle ou presque nulle. D'ailleurs si le foie, ou la rate, ou le mésentère, sont la cause de la dysenterie, et entretiennent le cours de ventre par leur irritation, qui se communique aux intestins, ou s'ils se dégorgent par cette voie ; on peut présager que l'inappétence absolue en sera le principal symptôme, et qu'une hydropisie mortelle en deviendra le terme.

## APHORISME V.

Sachez si les douleurs de côté, de poitrine et de toute autre partie (circonvoisine) diffèrent beaucoup entre elles.

---

Il y a des signes certains pour guider le médecin dans la pratique médicale; la face et tout l'extérieur du malade méritent toute notre attention, dit le père de la médecine (*Traité du Régime dans les Maladies aiguës*, § 46). Il est donc du devoir d'un bon observateur, de ne laisser échapper aucune indication, soit qu'elle se manifeste par des signes extérieurs, soit qu'il faille la découvrir par le raisonnement. Après avoir bien considéré le malade et pesé toute chose concernant son état, on s'informera s'il ressent des douleurs ou une pesanteur de tête; si les hypochondres et les côtés sont douloureux; si la douleur est située au-dessus du diaphragme, aux clavicules, à la mamelle ou au bras; si le pouls est plein, dur et tendu; si la respition est gênée; si la région précordiale est gonflée ou déprimée inégalement; si la langue est jaunâtre, l'haleine bilieuse, fétide; si le pouls est mou ou déprimé, avec fièvre; tandis que la douleur est située au-dessous du diaphragme : car c'est d'après ces indications préliminaires, que l'on doit se conduire dans la pratique médicale. Ainsi, dans le premier cas, il faut ordonner une saignée du bras, et quelquefois appliquer des sangsues et un large cataplasme de farine de lin et de décoction de racine de guimauve sur le lieu douloureux. On emploie aussi les révulsifs tels que les synapismes et les vésicatoires sur la peau. Dans le second, on agit plus efficacement et plus promptement sur le siége de la maladie, par les vomitifs et les purgatifs.

## APHORISME VI.

Les douleurs néphrétiques et vésicales se détruisent difficilement chez les vieillards.

Les douleurs invétérées des reins et de la vessie ne sont si difficiles à guérir, relativement aux vieillards, que parce qu'elles sont produites par des causes presque indestructibles; savoir les calculs rénaux et la pierre vésicale, ordinairement engendrés par la goutte, qui rend presque tout traitement infructueux, en ne détruisant point la vraie cause du mal. La dysurie et la strangurie en sont les symptômes ordinaires. Il y a en outre des vices particuliers, tels que le gonflement de la prostate, les hémorrhoïdes de la vessie, le retrécissement de l'urèthre, qui s'opposent plus ou moins directement au jet de l'urine. Quelquefois, il y a ischurie complète par la paralysie de la vessie. C'est par le moyen des sondes et des bougies, que l'on parvient à remédier à ces maladies locales. On traite aujourd'hui par la cautérisation, le retrécissement et les abcès fistuleux de l'urèthre. On brise les pierres dans la vessie par l'opération de la lithotritie. Enfin on oppose les douches et les bains d'eau minérale aux calculs des reins.

---

## APHORISME VII.

Les douleurs de ventre avec élévation sont moins graves qu'avec dépression.

---

Les affections du ventre s'annoncent par des douleurs plus ou moins aiguës, auxquelles on a donné le nom de coliques et de tranchées, à raison du siége de la douleur ou de son degré de violence, suivant que la maladie est plus ou moins aiguë. Ainsi l'inflammation de l'estomac ou gastrite, des intestins ou entérite, s'accompagne ordinairement de tension de la région épigastrique ou abdominale; la dépression du ventre annonce un spasme des plus violens. On le remarque surtout dans la colique dite de plomb ou saturnine, où le ventre paraît comme rentré; la paralysie des extrémités inférieures y succède ordinairement. Dans la péritonite des femmes en couche, le ventre est au contraire singulièrement tuméfié; il y a ici de très-vives coliques, comme des tranchées. La colique de plomb, que l'on nomme aussi colique des peintres, produit plutôt l'engourdissement et l'insensibilité, surtout des extrémités inférieures. L'inflammation des intestins par des poisons âcres ou corrosifs, ou à la suite d'étranglement par une hernie ou d'intus-susception de l'intestin, comme dans la colique dite de *miserere* ou *volvulus*, occasione un gonflement très-douloureux des parties internes du ventre. Dans les fièvres putrides, il y a engouement des matières stercorales. Ce gonflement est assez fort, mais les douleurs sont très-peu aiguës. On touche les parois du ventre sans exciter beaucoup la sensibilité; mais dans l'inflammation très-aiguë, la plus légère pression est insupportable, même le contact des couvertures. Outre les douleurs hystériques, les coliques dites hépatiques, il y a les coliques rénales, où le corps est comme replié sur lui-même, à cause de la violence des accès. Leur siége profondément situé, permet que l'on touche en tout sens, les parois du ventre et les intestins, sans que l'on puisse découvrir le rein malade. Ainsi les calculs biliaires ou hépatiques, comme les calculs rénaux, vésicaux, occasionent des coliques ou des tranchées; il en est de même des vers intestinaux. Toutes ces causes demandent un traitement particulier; mais la sentence d'Hippocrate est très-remarquable, par rapport à la pratique médicale, pour la vérité du pronostic.

---

## APHORISME VIII.

Les ulcères des hydropiques sont rebelles.

---

L'ulcère est ici atonique; les chairs pâles, blafardes ne peuvent fournir un bon pus. Des bourgeons charnus ne se développent point pour une cicatrice prompte, comme dans les plaies simples, où il y a seulement solution de continuité; il suffit alors que les bords de la plaie se touchent pour une guérison radicale. Chez les hydropiques, les ulcères sont ordinairement situés aux jambes; c'est la partie la plus déclive; ils deviennent ainsi durs, calleux, tandis que l'eau infiltrée dans les chairs s'y porte continuellement et les convertit en espèce de cautères naturels, jusqu'à ce que la mort arrive. Souvent la gangrène s'y développe par la perte des propriétés vitales, si on ne parvient pas à la guérison de l'hydropisie, au moyen des apéritifs et des diurétiques ou des purgatifs, qui agissent sur la masse générale. Ils opèrent une dérivation du fluide aqueux vers les émonctoires internes, tels que les vaisseaux absorbans des reins, de la vessie, des intestins; les sueurs étant rarement une crise de l'hydropisie. Toutefois les sueurs peuvent survenir dans l'anasarque accidentelle, et guérir même celle qui est récente; mais il n'en est pas de même de l'ascite. On a ici la ressource de la ponction, qui réussit quelquefois. Il arrive souvent à la fin de l'hydropisie anasarque, une décomposition générale, au point que j'ai vu, chez des personnes âgées, les extrémités inférieures attaquées de gangrène, avec fétidité insupportable, tandis que la vie se retirait de plus en plus vers le tronc. On juge bien, qu'il n'y a aucun remède contre les progrès du mal. Mais si au commencement, on fait des mouchetures aux jambes, si on établit des cautères on finit quelquefois par opérer une guérison complète : je pourrais rapporter plusieurs exemples; mais le plan de cet ouvrage ne me permet pas de lui donner plus d'étendue; les lecteurs pourront y suppléer en consultant les traités de médecine *ex professo*.

## APHORISME IX.

Les exanthèmes non circonscrits, ne sont point très-prurigineux.

---

On sait que l'éruption des exanthèmes s'accompagne ordinairement de phénomènes sympathiques, d'irritation de la membrane muqueuse de l'estomac, des intestins ou du poumon, du néz et des fosses nasales; qui provoque l'éternument, le larmoiement, la toux, l'épistaxis, le vomissement ou la diarrhée et quelquefois la dysenterie. Tous ces symptômes ne se manifestent pas dans le *prurigo*, les *dartres*, la *gale*, la *teigne;* mais ils ont lieu surtout dans la fièvre scarlatine, la variole, la rougeole, la miliaire, l'érysipèle. On ne peut donc confondre ce genre de maladie avec d'autres. Il faut être très-attentif au développement de l'éruption des exanthèmes pour en distinguer d'abord le vrai caractère. Ainsi, par exemple, les taches noires, dans le scorbut; la maladie bleue ou tachetée; les pétéchies ou vibices, dans les fièvres putrides et malignes, adynamico-ataxiques, ne causent point généralement une grande démangeaison, quoiqu'il y en survienne quelquefois, mais jamais de cuisson; et toutes les maladies bornées à la peau ont ce caractère. Les pustules varioliques et les exanthèmes, dans la fièvre scarlatine et l'érysipèle, ne s'annoncent pas avec les mêmes phénomènes. Il y a un sentiment de brûlure dans l'érysipèle, et une grande tension de la peau. La variole paraît d'abord avec quelques petites élevures comme des piqûres de puces; les taches sont beaucoup plus rouges, plus larges et plus applaties dans la scarlatine et la rougeole. La vaccine suit à peu près la même marche que la petite-vérole, dont elle offre tous les caractères; mais elle se borne à un très-petit nombre de pustules; la suppuration y survient comme dans la variole; mais le pus est beaucoup plus clair, le cercle inflammatoire est beaucoup plus large et imite l'érysipèle. Dans l'inoculation accompagnée d'une grande inflammation, les glandes de l'aisselle sont engorgées, et il y a de la fièvre. Tout ceci prouve qu'il y a un principe étranger, introduit dans la masse des humeurs, qui doit être expulsé par les sueurs, et surtout par la coction ou suppuration. On a trouvé des pustules varioliques à la surface des viscères, et du pus contenu dans les vaisseaux sanguins. M. le baron Portal en rapporte plusieurs exemples dans son excellent *Traité d'Anatomie médicale*, enrichi de ses propres observations. On en trouve aussi des exemples cités par Lieutaud (*Historia anatomica*), et par Van-Swieten dans ses excellens *Commentaires sur les Apho-*

*rismes de Boërhaave*, tom. III. Il résulte de l'examen étiologique des maladies, que, comme les autres causes accidentelles, les métastases dartreuses, ou psoriques, rhumatismales, vénériennes, scorbutiques, cancéreuses, goutteuses, varioleuses et exanthématiques, affectent secondairement le poumon, en y faisant naître une phlogose dont la prolongation engorge et désorganise les vaisseaux lymphatiques, et que les cas qui font exception sont très-rares.

On voit souvent, dit M. Alibert (*Précis théorique et pratique sur les Maladies de la peau*, t. I, p. 333), les maladies graves des viscères se terminer par une éruption dartreuse au moment où le danger était le plus imminent. C'est ce qui arrive à certains phthisiques, qui s'en trouvent extraordinairement soulagés. M. Biett, aussi médecin à l'hospice Saint-Louis, et élève de M. Alibert, observait depuis plusieurs mois, ajoute le même professeur, une dame atteinte d'une fièvre quarte, compliquée d'un engorgement de foie. Cette fièvre a disparu au printemps dernier, aussitôt après l'éruption d'une dartre furfuracée qui couvrait les deux avant-bras et les mains. Tous les soins de l'art se bornaient à maintenir la dartre dans un état stationnaire, et à combattre l'engorgement du foie par des moyens généraux. Cependant, au bout de deux mois, l'affection dartreuse se dissipa, et la fièvre revint avec intensité. Dès lors on employa tout ce qui pouvait rappeler au dehors l'affection cutanée. Les frictions sèches, les douches légèrement excitantes, les boissons sudorifiques, etc.; enfin la dartre commença à reparaître aux jambes; les accès fébriles diminuèrent et cessèrent entièrement aussitôt que cette éruption se fut étendue comme auparavant. Dira-t-on qu'il y avait ici une diathèse dartreuse? Toutefois les excitans sont presque tous ici des remèdes externes bornés à la peau, et les sudorifiques ne font eux-mêmes que concourir à élever la température et les propriétés vitales de cet organe qui est le siége des sueurs; on voit du moins la conduite qu'il faudrait tenir ici, si la rentrée d'une dartre, ou de la gale, ou sa suppression avait occasioné une phthisie pulmonaire. Les symptômes qui annoncent cette affection accidentelle, chez des individus dont la constitution forte et la bonne disposition de la poitrine, feraient espérer le meilleur succès des adoucissans internes; puis des révulsifs et des épipastiques, qui agissent surtout sur la surface cutanée. Les synapismes, les cautères et les vésicatoires sonti ci parfaitement bien indiqués; et si l'on est assez heureux pour rappeler l'éruption au dehors, ou pour y suppléer, on aura dissipé les craintes d'une phthisie, qui devient ici une affection purement accidentelle. Il faut bien la distinguer de la diathèse purulente de la phthisie déjà établie, visible par les *crachats* verdâtres, fétides, purulens. La diarrhée colliquative indique qu'il y a ici résorption du pus; la guérison devient impossible.

---

## APHORISME X.

Dans les violens maux de tête et des parties circonvoisines, un écoulement de pus, de sérosité ou de sang, par le nez, la bouche ou les oreilles, termine la maladie.

---

Il ne ne s'agit pas seulement ici de la simple céphalalgie symptomatique, nerveuse ou humorale, mais de céphalite ancienne. Il y a d'ailleurs différens maux de tête, qui se dissipent ordinairement par un saignement de nez, comme dans la suppression de règles ou d'hémorrhoïdes; d'autres sont occasionés par l'interruption ou suppression d'un vésicatoire ou d'un cautère. Alors un écoulement de sérosité, par le nez ou les oreilles, termine non-seulement les maux de tête, mais encore les convulsions, l'épilepsie et d'autres accidens graves. Dans les douleurs aiguës de l'oreille avec fièvre, l'écoulement d'un pus blanc épais est la guérison; enfin on a vu après des coups, des chutes, des fortes contusions sur la tête, un abcès s'ouvrir dans la bouche. Il serait trop long d'en rapporter des exemples. Il arrive aussi que le pus perce les os du crâne, notamment dans les céphalées vénériennes, ou qu'il ronge la cloison du nez, et détruit le voile du palais. Les maux de tête sont ici intolérables, et d'autant plus, qu'il y a quelquefois periostose ou gonflement de la table interne du pariétal, du coronal ou de l'occiput; compression du cerveau et convulsions. Ici il n'y a aucun moyen de parvenir à la guérison si l'on n'emploie pas le remède spécifique. L'écoulement de pus, de sang, de sérosités, quel qu'en soit le siége, loin de terminer les douleurs ou maux de tête invétérés, n'est au contraire ici qu'un accident très-redoutable de la maladie syphilitique. Il en est à peu près de même du scorbut, du cancer, des scrophules. C'est à un médecin éclairé qu'il faut se confier, pour parvenir, par les secours de l'art, à la guérison, si elle est encore possible.

## APHORISME XI.

Les hémorrhoïdes spontanées sont salutaires dans l'affection des reins et la mélancolie.

---

L'évacuation sanguine est ici critique. On ne peut méconnaître le pouvoir de la nature dans quelques cas désespérés, lors même que tous les remèdes ont échoué; mais ce n'est plus quand des vices indestructibles rongent les tissus et en pervertissent les fonctions, de manière qu'il est impossible de les rétablir. Les affections rénales peuvent être occasionées par la pléthore; il arrive ainsi des hématuries spontanées, qui, loin d'être dangereuses, sont favorables. S'il y a interruption de la sécrétion de l'urine ou ischurie, ou strangurie avec des grumeaux de sang dans l'urine, on doit en conclure que les reins sont affectés. Si un flux hémorrhoïdal vient tout à coup à se manifester, il se fait alors une utile révulsion de l'évacuation sanguine par les veines mésentériques, communiquant par des ramifications avec les veines rénales. On peut ainsi expliquer pourquoi les hémorrhoïdes sont ici salutaires; mais je suppose qu'elles fluent avec plus ou moins d'abondance, car elles peuvent aussi être symptomatiques, comme dans l'inflammation chronique du foie et des intestins, et n'être qu'une complication de la maladie.

Quant à la mélancolie, il faut admettre qu'il y a aussi engorgement de la veine porte, qui communique avec la veine mésentérique. L'hypochondrie, la mélancolie, la chlorose, l'ictère, par le défaut de sécrétion de la bile, sont les symptômes qui se joignent à la tristesse, à l'inertie, à la mauvaise couleur de la peau, à la dépravation du goût et des sens; ce qui, par le changement ou l'embarras des fonctions du ventre, influe sur la sensibilité des nerfs et du cerveau.

---

## APHORISME XII.

Si en guérissant d'anciennes hémorrhoïdes, on n'en conserve pas au moins une, il y a à craindre ensuite l'hydropisie ou la phthisie.

---

Le danger attaché à l'excision entière des hémorrhoïdes est-il aussi grand qu'Hippocrate nous le représente? Il y a sans doute des exemples de maladies occasionées par la suppression du flux hémorrhoïdal; c'est ici la distinction importante qu'il faut établir entre les hémorrhoïdes fluentes et non fluentes; car les fistules à l'anus et les tumeurs hémorroïdaires volumineuses sont excisées journellement avec le plus grand succès, sans produire ni hydropisie ni phthisie; serait-il plus prudent de laisser une hémorrhoïde, comme cela est indiqué dans l'aphorisme? il y a maints exemples d'opérations faites sans cette précaution, et lesquelles n'ont eu aucunes suites fâcheuses. Je connais plusieurs personnes ainsi opérées très-heureusement par nos plus célèbres chirurgiens, et dont la santé, qui avait sensiblement dépéri après des pertes de sang excessives, s'est non-seulement beaucoup améliorée, mais encore rétablie tout-à-fait au moyen de l'excision complète. Au reste, la saignée du bras que l'on a employée plusieurs fois avant et après l'opération, lorsque la phléthore annonçait une congestion vers le ventre ou la poitrine, a suffi pour dissiper les accidens; on conseille même de ne jamais appliquer les sangsues aux personnes opérées de la fistule ou des hémorrhoïdes, pour ne pas rappeler en cet endroit, le siége des douleurs ou de l'irritation. Mais si l'on voulait supprimer le flux hémorrhoïdal par des moyens empiriques, il est possible que cette suppression soit suivie d'hydropisie, parce que le sang reflue des veines mésentériques dans la veine porte, et qu'il y a fluxion ou phlegmasie chronique du foie, de la rate, ou de quelque autre viscère; la poitrine peut aussi éprouver de l'irritation par la pléthore sanguine, et devenir le siége d'une phlegmasie. Une toux sèche alors s'établit, l'hémoptysie se déclare, il survient alors des crachats purulens par l'irritation de la plèvre et du poumon; il y a de la fièvre avec des sueurs, relâchement du ventre, diarrhée, chute des cheveux, et enfin une phthisie mortelle. C'est en rappelant le flux hémorrhoïdal chez les sujets très-sanguins, ou en y suppléant par les saignées et les sangsues, que l'on prévient ou que l'on dissipe les accidens; l'on prescrit aussi les tempérans, les délayans, les calmans, les rafraîchissans et la diète.

## APHORISME XIII.

L'ÉTERNUMENT spontané supprime le hoquet.

---

IL peut paraître extraordinaire de voir conseiller gravement de faire éternuer une personne en santé, qui a le hoquet; mais il doit le paraître bien moins de chercher à guérir un malade du hoquet, surtout si la cause nous est inconnue, et qu'il persiste depuis long-temps. Cependant, lorsque le hoquet vient de plénitude de l'estomac, comme dans l'ivresse, il n'y aurait pas grand inconvénient à provoquer l'éternument; encore, si l'on s'opiniâtrait à continuer les efforts qu'il produit, au moyen des ptarmiques ou des sternutatoires, il est évident qu'il serait non-seulement nuisible, mais même dangereux. On voit bien, dans *le Banquet de Platon*, conseiller l'éternument pour apaiser le hoquet ; mais qu'est-ce qu'une fiction semblable ? quelle utilité un pareil moyen peut-il avoir, par exemple, dans le squirrhe du pylore, l'entérite aiguë ou chronique, et dans l'hépatite? On ne prévoit ici aucun succès possible, qu'en détruisant la maladie dont il est le symptôme, sinon le plus mauvais, au moins le plus ordinaire; il est encore bien plus grave dans la colique dite de miserere, par l'intus-susception de l'intestin ; dans la hernie étranglée, la métrite, la péritonite, l'inflammation des reins ou de la vessie, les hémorrhagies ; alors c'est un signe précurseur de la mort. Le hoquet, suivant le sens de l'auteur, est seulement produit ici par un spasme du diaphragme, et c'est aussi en le faisant cesser par l'éternument que l'on produit un mouvement contraire ; il est possible d'y avoir recours dans l'hystérie et la paralysie. M. Cruveilhier en a cité un exemple.

---

## APHORISME XIV.

Lorsque, dans l'hydropisie, l'eau reflue des veines dans les intestins, la résolution s'opère.

---

Pour concevoir la pensée de l'auteur, il faut seulement se rappeler les expériences tentées sur les animaux vivans : si l'on injecte, par une petite incision, faite à la poitrine ou à l'abdomen d'un chien ou de tout autre animal, une chopine d'eau simple ou colorée, et si on l'ouvre au bout de vingt-quatre heures, on ne retrouve plus le liquide. Une pareille quantité d'eau introduite dans les veines, après en avoir retiré une portion à peu près égale de sang par la saignée du bras, passe directement dans la circulation, et change la nature de l'urine, qui dépose plus ou moins de matières troubles fétides, comme l'un de nos plus habiles physiologistes, M. le docteur Magendie, l'a expérimenté sur un homme attaqué de la rage. Or, puisque Hippocrate a indiqué ici spécialement les veines, il les connaissait donc; et il ne pouvait avoir eu cette connaissance que par la physiologie ou l'anatomie. Disons cependant, que la seule voie d'absorption qu'il indique, ne se borne pas aux intestins. Toutefois, ce qu'il y a de certain, des exemples assez nombreux prouvent que la diarrhée spontanée et très-abondante a terminé tout à coup l'hydropisie du ventre. Ici, on le conçoit facilement : car les veines hépatiques communiquent facilement avec les veines mésentériques; et si l'épanchement dans l'intérieur de l'abdomen n'est pas trop considérable, il est évident que l'absorption du fluide aqueux par les veines mésentériques, qui s'ouvrent avec les veines des intestins, avec celles du foie, du pancréas et de la rate, peut dissiper tout d'un coup l'épanchement aqueux, par un flux de ventre très-abondant et très-liquide. J'en ai vu un exemple très-remarquable, chez une femme attaquée d'une énorme tumeur du foie, avec épanchement d'eau dans le ventre; mais les secours de l'art que je lui ai administrés ont été très-longs. Il n'est donc question ici que de cette espèce d'hydropisie qui a rapport à l'ascite ; mais l'auteur n'en a point désigné nominativement l'espèce. L'anasarque est plus ici spécialement celle qu'il est facile de guérir; on y parvient, particulièrement chez les jeunes sujets, par la saignée du bras et les apéritifs. Pour l'hydropisie du ventre ou de la matrice, on saigne aussi les femmes enceintes ; et on doit recourir de préférence aux apéritifs et ne jamais faire usage des violens purgatifs ou drastiques, à cause du danger de provoquer l'avortement ou la fausse couche.

Ainsi la résolution des maladies s'opère dans l'économie animale, par la réaction des propriétés vitales. Il y a l'hydrocéphale, l'hydrothorax, l'hydropisie du scrotum, de la matrice, du foie, des reins et du mésentère. On voit survenir l'hydropisie à la suite des phlegmasies chroniques du ventre ou de la poitrine ; elle succède aux maladies aiguës ; elle peut être occasionée immédiatement par la pléthore sanguine ; elle peut être générale, partielle ou enkystée, et engendrée par la suppression de quelques évacuations ou éruptions, comme nous pourrions en rapporter de nombreux exemples : d'où il est venu dans la pensée d'un médecin observateur, le docteur Raymond, de composer un *Traité*, uniquement *sur les maladies qu'il est dangereux de guérir*. (1 vol. in-8°.) Quant aux hydropisies enkystées, la manière dont se forme la membrane séreuse pour servir de kyste ou de poche contenant le fluide aqueux, est l'effet de l'irritation qui se développe dans un point de la circonférence d'une cavité ou d'un viscère ; le travail continue dans l'organe, vers lequel viennent, pour ainsi dire, affluer tous les liquides. Si la fluxion trop étendue occupe la surface des membranes des viscères ou des cavités splanchniques, alors l'absorption est interrompue par l'affaiblissement même des vaisseaux lymphatiques, et l'épanchement en est le résultat. On voit encore se développer dans la membrane séreuse artificielle, soit dans le foie, soit dans l'utérus, des vésicules qui contiennent de petits vers, nommés *acéphalocystes*, surtout dans les hydropisies enkystées ; quelquefois on les rend tout d'un coup par le vomissement ou par les voies naturelles : alors la guérison a lieu sur-le-champ.

## APHORISME XV.

Le vomissement spontané fait cesser le cours de ventre.

---

Le flux de ventre prolongé entretient vicieusement l'action des intestins, et d'ailleurs il produit une sorte de fluxion qui s'accompagne souvent de phlegmasie lente. Il y a des causes très-nombreuses de diarrhée. Je suppose que cette maladie survienne tout à coup à une femme en couche, lorsque les lochies rouges ont cessé tout à coup; le vomissement qui survient alors est un mal très-grave, car il indique une violente irritation du ventre et souvent la péritonite : c'est donc ici par la saignée du pied ou du bras, ou l'application des sangsues aux cuisses, avec des synapismes renouvelés sur les extrémités inférieures ou sur les cuisses, qu'on parvient à rappeler le flux sanguin et qu'alors cette médication est suivie de succès. Les vomitifs, et particulièrement l'ipécacuanha, sont employés avec succès après la saignée, quand la langue est jaunâtre et le ventre point trop douloureux. Mais dans la diarrhée prolongée, le vomissement spontané changeant en sens inverse le mouvement péristaltique des intestins, n'opère ici que secondairement. Si on agit ainsi artificiellement par l'ipécacuanha, on réveille la sensibilité du canal intestinal, on le débarrasse des matières saburrales. Lorsque la langue est très-rouge, qu'il y a des coliques ou même des tranchées, il faut employer les adoucissans, les calmans, les opiacés; appliquer d'abord les sangsues soit au siége, soit sur le ventre, sur les points les plus douloureux, ne purger que très-rarement, prescrire des lavemens adoucissans avec l'amidon, donner l'eau de poulet ou de gomme. Dans les diarrhées les plus simples, le vomissement artificiel en procure souvent la guérison : ce n'est ainsi qu'une opération artificielle, imitée de la nature, comme dans beaucoup d'autres exemples, qu'elle nous donne, comme à ses ministres.

---

## APHORISME XVI.

Dans la pleurésie et péripneumonie, la diarrhée n'est pas favorable.

---

Si l'on n'admet qu'une espèce de pleurésie et péripneumonie inflammatoires, il est évident que la diarrhée est nuisible; car elle s'oppose à l'expectoration. Nous avons observé que le catarrhe pulmonaire avec des crachats épais et très-abondans, s'améliorait sensiblement et même cessait entièrement par les purgatifs toniques, par exemple le kermès. Je pourrais en citer plusieurs exemples relatifs à des personnes très-âgées, guéries ainsi, après vingt jours de catarrhe pulmonaire avec fièvre, tandis que d'autres sujets, qui n'ont point voulu se purger, avaient langui long-temps. Ceci s'explique par la communication de la membrane pulmonaire avec la muqueuse des intestins. Dans la pleurésie et péripneumonie bilieuse, loin de redouter le flux de ventre, il devient au contraire salutaire; et notre auteur en a fait un précepte dans ses *Traités des Humeurs* et du *Régime dans les Maladies aiguës;* il annonce formellement aussi dans le livre des *Pronostics*, que si la pleurésie ne s'est pas terminée par la saignée, les purgatifs ou le régime, en quatorze jours, il faut craindre l'empyème. La diarrhée n'est donc nuisible qu'autant qu'elle survient pendant l'expectoration; mais dans la pleurésie ou péripneumonie bilieuse, lorsque, par exemple, la langue est jaune, saburrale, l'haleine bilieuse, la douleur de côté s'étendant au-dessous des côtes asternales, on doit non-seulement ne point redouter la diarrhée, mais, après l'application des sangsues sur le côté douloureux, ou la saignée du bras réitérée, suivant la violence de la douleur, donner non-seulement un vomitif, mais aussi un purgatif doux, convenable à la pleurésie, comme le prescrit Hippocrate. Je pourrais même citer des exemples très-remarquables de pneumonie désespérée, où des doses considérables d'émétique, comme de six à huit, dix et douze grains dans six et huit onces d'eau édulcorée avec un sirop, ont procuré la guérison; mais c'est lorsque le malade est dans un état complet d'insensibilité, et que le poumon est comme frappé de paralysie, et qu'il y a engouement presque incurable du poumon.

## APHORISME XVII.

Dans l'ophthalmie, la diarrhée est utile.

L'ohphtalmie est quelquefois de nature bilieuse la communication de la membrane muqueuse du canal intestinal avec la gorge, la langue et les yeux, est une voie directe de décharge pour ces parties. Ainsi dans les maux de gorge et l'inflammation des yeux ou ophthalmie, la diarrhée peut être favorable. Elle est spontanée, ordinairement, dans les constitutions bilieuses. Je pourrais en citer plusieurs exemples : j'ai vu une épidémie d'ophthalmies, mais avec un écoulement extraordinaire de larmes et d'humeur épaisse ou chassie, que l'on ne parvint à guérir que par l'émétique et les purgatifs; mais lorsque la pléthore sanguine produit la rougeur des yeux avec de vives douleurs et pesanteur de tête, un pouls plein et tendu, il faut prescrire la saignée du bras, les sangsues, les bains de pieds synapisés, les collyres adoucissans. Les purgatifs sont utiles seulement après cette médication. Quand l'ophthalmie attaque le globe de l'œil en entier, c'est alors le *chemosis*. On ne doit rien attendre des collyres ni des purgatifs; mais ce cas est rare.

## APHORISME XVIII.

Les plaies profondes de l'encéphale, du cœur, du diaphragme, des intestins grêles, de l'estomac, du foie ou de la vessie, sont mortelles.

---

Les plaies les plus mortelles, dit Hippocrate (livre II *des Prédictions*), sont celles qui intéressent les grosses veines du cou et des aines, puis celles qui attaquent le cerveau et le foie, enfin les plaies pénétrantes des intestins et de la vessie (il faut ajouter ici celles du cœur, de l'estomac et du poumon). Toutes ces blessures sont par elles-mêmes très-dangereuses, mais non pas inévitablement mortelles comme cela le paraît; car les parties que je viens de nommer présentent de très-grandes différences, chacune dans son genre; la prédisposition du sujet en présente aussi beaucoup. Il y a, ajoute notre célèbre auteur, un nombre infini de veines grandes et petites, qui causent la mort accidentellement par hémorrhagie, quand elles sont fortement gonflées par le sang, tandis que dans d'autres occasions, elles sont ouvertes avec un grand soulagement. Il n'y a pas un des viscères qui n'ait été lésé par des blessures, et dont on ne puisse citer des exemples de guérison ; mais il faut convenir que les déchirures, les plaies pénétrantes qui causent une grande perte de substance sont essentiellement mortelles. Les cas rares, que l'on a rapportés de perforation du cerveau, de l'estomac, du poumon, des intestins, ne font pas ici la loi générale. On a vu des cicatrices du cœur, du péricarde, du foie, du poumon, de la plèvre, du péritoine, des intestins, après la guérison de plaies profondes d'armes à feu avec perte de substance. On a vu les battemens du cœur à nu ; Galien en a cité un exemple des plus remarquables. On a vu l'estomac ouvert et la digestion s'opérer à l'œil nu ; enfin des portions d'intestin grêle ont été enlevées ou coupées; d'autres fois le gros intestin a été détruit, la vessie ouverte, la matrice perforée de part en part, sans que la mort en ait été le résultat. Ces observations sont d'un très-grand prix pour les rapports du médecin légiste.

---

## APHORISME XIX.

Lorsqu'un os, un cartilage, un nerf, l'angle des lèvres ou le prépuce, sont divisés, ils ne croissent, ni se réunissent.

---

Ce sont ici les mêmes observations. On a vu des

portions des os du crâne, enlevées avec une partie du cerveau, sans occasioner la mort. Ainsi Sabatier rapporte, d'après Saviard, l'observation d'une plaie pénétrante de la tête, avec ablation d'une portion du crâne : le malade se servait de cette portion nécrosée pour demander l'aumône. Galien a fait la résection des côtes et du sternum à un jeune enfant, qui avait ces os cariés après une chute. La question est ici, non sur la réunion possible des parties divisées, dénommées par l'auteur, mais sur la possibilité de leur régénération ;car l'angle des lèvres (comme le bec de lièvre), même avec fistule du conduit salivaire ou du canal de sténon, se réunit très-bien par des points de suture ; les bouts des os fracturés se réunissent moins par eux-mêmes que par le périoste qui leur sert d'enveloppe; mais une phalange des doigts ne repullule pas, ni un nerf, ni une artère, ni un tendon ; il n'y a que l'épiderme et les fausses membranes qui fassent exception.

## APHORISME XX.

Si du sang s'extravase contre nature dans une cavité, nécessairement il s'y convertit en pus.

---

L'extravasation du sang contre nature, dans une cavité, est ici pour distinguer l'épanchement qui se remarque, par exemple, dans l'utérus après la supppression des règles; quoique ce soit contre nature, il n'y a point ici de suppuration. Dernièrement un médecin, appelé en pareille circonstance, s'est servi d'une algalie d'homme et a donné évacuation à du sang épanché, noir, fétide, qui séjournait depuis long-temps dans l'utérus. Il en est de même pour les hémorrhoïdes de la vessie, et du sang qui s'extravase dans l'estomac, les intestins, et que l'on désigne sous les noms d'hématémèse et de mélæna. L'épanchement de sang dans le poumon et les bronches, donnant naissance à l'hémoptysie ou l'hémorrhagie par la bouche, n'est suivi de la suppuration qu'autant que la fluxion s'établit dans un viscère. Il en est de même quand le sang s'extravase dans la poitrine : l'irritation formée par ce fluide, devenu alors un corps étranger, excite dans un point de cette cavité, ou du ventre, ou du cerveau, une fluxion; une membrane s'y développe, et la suppuration se forme dans cette espèce de poche. Si celle-ci contracte des adhérences avec des parties voisines, comme on voit quelquefois, le poumon avec la plèvre, les intestins avec le péritoine, le foie ou l'estomac avec le diaphragme, l'abcès peut s'ouvrir au dehors, la matière s'évacuer, et la vie du malade se conserver avec un anus artificiel, si même une portion du gros ou du petit intestin a été détruite. On en voit surtout des exemples dans les plaies d'armes à feu, où la nature presque seule parvient à tout cicatriser. Les cas où nécessairement le sang extravasé dans une cavité s'y convertit en pus, sont ceux où il n'y a aucune possibilité d'évacuation de ce fluide. Or, pour prévenir le danger de cette terminaison, on réitère fréquemment les saignées du bras, et l'application des sangsues sur la poitrine ou sur le ventre, jusqu'à ce que l'on soit assuré d'avoir détruit, autant qu'il est possible, le foyer de l'irritation; l'absorption du fluide épanché s'opère alors sans accident.

---

## APHORISME XXI.

Les varices ou les hémorrhoïdes spontanées sont salutaires dans la manie.

---

C'est une crise qu'Hippocrate veut ici désigner; et il est prouvé par des exemples puisés dans l'observation, que la manie s'est terminée quelquefois par cette voie chez des sujets sanguins pléthoriques, comme il arrrive aussi pour la dysenterie. J'ai vu un exemple très-remarquable de cette terminaison critique, chez un homme très-sanguin, qui, au printemps, avait le visage très-animé, la parole brève, les mouvemens précipités et le caractère extrêmement violent, mais d'ailleurs fort doux lorsque le sang s'était porté vers les intestins. Nous ne croyons pas que ce soit absolument la quantité du sang qui opère ce changement; mais il est présumable que la fluxion suit l'effort fait par la circulation, pour se débarrasser de ce qui lui nuit. Nous ne pensons pas non plus que l'acrimonie de l'atrabile puisse influer directement sur le cerveau en s'y transportant tout entière. Van-Swieten, qui défend si bien la doctrine de Boërhaave, s'est aussi prononcé pour la théorie contraire à celle du célèbre professeur de Leyde ; nous concluons donc que la fluxion, se portant sur une autre partie, peut et doit changer la force de l'innervation ; que si la circulation agit fortement sur le cerveau, nous pensons, que par une crise naturelle, elle peut changer le siége de l'irritation, le fixer ailleurs, ainsi que l'on a vu les hémorrhoïdes spontanées et les varices des jambes, succéder à la manie et la terminer, au moins pour quelque temps. Ainsi, dans la suppression des règles ou des hémorrhoïdes, il est évident que la manie, qui en provient, pourrait se terminer par une autre évacuation sanguine, ou seulement par l'effort fait sur d'autres organes par la circulation, en changeant l'ordre des mouvemens fluxionnaires, et en faisant cesser l'état de spasme qui fatigue les viscères.

## APHORISME XXII.

La saignée guérit les douleurs déchirantes, qui du dos s'étendent aux coudes.

---

La pleurésie ou péripneumonie ne se présentant pas avec des douleurs de cette nature, on ne doit voir ici que le rhumatisme aigu. C'est aussi par la saignée du bras, les cataplasmes de farine de lin et de décoction de guimauve, l'application réitérée de sangsues sur le lieu douloureux ou du moins à son origine, que l'on peut réussir dans le traitement. Les douleurs du bras, en suivant le trajet des nerfs, s'expliquent très-bien par l'irritation des paires cervicales et des premières du dos, où est fixé le siége de l'irritation. Les linimens avec le baume tranquille, les bains, les opiacés comme le laudanum, sont des moyens très-utiles. On peut aussi faire usage avec succès des ventouses scarifiées, des vésicatoires ; quant à l'acupuncture et à l'électro-puncture, il n'y a pas assez d'observations pour prononcer sur son utilité. Le moxa paraît mieux convenir, mais tous les moyens irritant sont contraires et absolument nuisibles au traitement du rhumatisme aigu.

## APHORISME XXIII.

Si la crainte et le découragement sont opiniâtres, ils annoncent la mélancolie.

Des effets physiques évidemment liés au moral se passent en nous. Il est certain que la bile, mise en mouvement, donne plus d'impatience au caractère le plus doux; qu'un délire même furieux est quelquefois produit par la présence de cette humeur qui excite puissamment les fibres nerveuses de l'estomac. Sans admettre toutes les acrimonies ni une polycholie toujours agissante, on ne peut disconvenir, qu'il existe chez les sujets atrabilaires, dont le teint est ordinairement très-brun ou livide, la peau verdâtre, un fond de mélancolie qui les porte à des idées tristes, sérieuses, et à des actes de violence concentrés, que ne présentent point les sujets sanguins ou lymphatiques, dont la peau est très-blanche ou rosée. La gaieté donne des passions plus faciles à maîtriser, tandis que le caractère opiniâtre est surtout l'apanage des bilieux. Des vomissemens de bile s'annoncent chez ces derniers par un état morose, quelquefois un désespoir qui va jusqu'au dégoût de la vie. Il serait curieux de savoir jusqu'à quel point le suicide aurait du rapport avec ce tempérament. Quoi qu'il en soit, pour nous borner à notre sujet, nous disons que si la tristesse et la crainte persévèrent long-temps chez un sujet bilieux, on peut en conclure, qu'il y a embarras du système biliaire ou de la veine porte. C'est ainsi que commence l'hypochondrie, l'ictère, la chlorose. Chacun de nous peut avoir remarqué les impatiences fréquentes des personnes attaquées de maladie du foie ou de la rate. Les purgations légères, en donnant plus de liberté à la circulation du ventre, et les apéritifs ou diurétiques et savonneux, en favorisant la sécrétion de la bile dans le foie, peuvent certainement améliorer beaucoup la disposition mélancolique. Je sais que cette manière de voir n'est pas celle qui nous attirera le plus de partisans. Nous n'avons ici d'autre intention que de trouver la vérité, de la chercher et de nous y fixer. Car si l'on soutient que les propriétés vitales fortement enrayées dans leur exercice par l'irritation des organes, changent de condition; que la sympathie des organes influe singulièrement sur le cerveau au moyen des nombreux ganglions nerveux du grand nerf sympathique, dont les communications se multiplient à l'infini dans les régions épigastrique et abdominale, nous adoptons cette théorie. On ne voit pas toutefois comment l'on parviendra à détruire l'origine du mal; quoiqu'il soit vrai de dire que les palliatifs, tels que les sangsues au siége, les eaux minérales acidules, les voyages, l'équitation, les bains froids de rivière et de mer, les toniques, les apéritifs et les légers purgatifs puissent remplir à la fois toutes les indications, et ici j'avoue qu'ils sont préférables aux purgations mal ordonnées.

---

## APHORISME XXIV.

Si l'intestin grêle est divisé, il ne se rejoint pas.

---

Cette proposition, comme la précédente du numèro xix, n'est point rigoureusement exacte; ou du moins, si l'on suppose que l'intestin étant mis bout à bout comme toute autre partie, ne se réunit pas, personne n'en doute, mais non-seulement la nature en a opéré l'adhérence dans l'invagination naturelle ou intus-susception; mais l'art l'a imitée parfaitement par une opération que l'on nomme la suture de Rhambdor. Or, ce chirurgien ayant fixé, au moyen d'une carte roulée qu'il a introduite, les deux extrémités de l'intestin coupé et entièrement séparé; il a, dis-je, avec un fil passé à travers ce corps étranger, retenu l'intestin lui-même à la surface du ventre; et, avec un pansement méthodique, il est parvenu à obtenir la réunion de l'intestin, par une inflammation factice qui a contracté des adhérences assez fortes avec la cicatrice extérieure; peu après la ligature est tombée, et la guérison a été complète. On a réitéré de nos jours cette opération d'une manière non moins heureuse. Enfin, dans l'opération de la hernie avec gangrène de l'intestin, il a fallu suivre la même méthode, tantôt avec, tantôt sans anus artificiel.

---

## APHORISME XXV.

L'Érysipèle qui disparaît, pour se porter au dedans n'est point, favorable; c'est le contraire, s'il se porte du dedans au-dehors.

---

La fluxion érysipélateuse est produite en général par la bile, ou par la pléthore sanguine; si l'on en tirait cette conséquence, qu'il faudrait livrer à la nature l'érysipèle aussitôt qu'il se présente jusqu'à ce qu'il se termine, ce serait une grande impéritie et un reproche grave à faire à l'auteur des Aphorismes; mais il a expressément indiqué la saignée du bras dans son *Traité du Régime dans les maladies aiguës*, contre toutes les maladies violentes, l'érysipèle est certainement de ce nombre, surtout celui de la face. C'est donc la saignée du bras réitérée, et même celle du pied qu'il faut lui opposer, pour en prévenir les suites ou le danger. J'ai vu ainsi un érysipèle négligé, contre lequel la saignée n'avait pas été employée à temps, dans l'occcasion si bien décrite par Hippocrate. (Voyez *Livre des Maladies* et *Traité des Préceptes.*) J'ai vu, dis-je, l'érysipèle, se promener ensuite sur presque toute la surface du corps : il a fallu l'y poursuivre avec les sangsues dans tous les endroits où il s'est montré, et toujoursavec succès. La saignée du pied et du bras avait été d'abord mise en usage; la figure était excessivement rouge et gonflée. Il y avait un commencement de phrénésie; on fut obligé de recourir aux applications froides sur la tête et à la glace pilée. Ensuite on fit usage des synapismes aux extrémités, des ventouses scarifiées à la nuque, des vésicatoires ambulans, et des médicamens calmans, apéritifs, et du petit-lait. Les relâchans, l'émétique et les purgatifs, la diète la plus sévère ; tels sont les moyens employés qui ont fait triompher des accidens. J'ai traité des malades âgés et d'autres plus jeunes ; presque tous ont été saignés, ou ont eu des sangsues au cou et à la tête; un seul malade a été purgé avant et pendant l'érysipèle, alors tout-à-fait bilieux, et qui a fait le tour du corps, en occasionant intérieurement tous les phénomènes de l'irritation propre à chaque viscère, sur lequel la bile se portait alternativement. Le miel même était contraire, et ne pouvait être donné dans la boisson: enfin l'enflure s'est dissipée au bout de vingt jours, par la desquamation de la peau et par des évacuations bilieuses, absolument semblables à des œufs brouillés. Ce sont ces évacuations que je nomme critiques : si on eût fait des applications extérieures pour faire rentrer l'érysipèle, il est évident qu'il se serait porté intérieurement sur quelque viscère ; c'est là le danger qui nous est indiqué ici par Hippocrate.

## APHORISME XXVI.

Le délire dissipe les petits tremblemens qui ont lieu dans la fièvre ardente.

---

Les petits tremblemens avec soubresauts des tendons ou palpitations des muscles, annoncent souvent le délire et les convulsions. On voit rarement le frisson dans la fièvre ardente qui est ordinairement continue, c'est-à-dire que les exacerbations ou paroxysmes se renouvellent sans intermittence. Quel pronostic peut-on en tirer pour la pratique médicale? celui de l'accroissement de la maladie. On sait en effet que les anciens reconnaissaient l'invasion, l'augment, la vigueur et le déclin : mais l'apoplexie, la paralysie, la manie, l'épilepsie n'ont guères que l'invasion, qui comprend ici l'état ou vigueur, jusqu'à ce que la maladie soit à son déclin. Hippocrate recommande dans la fièvre ardente, de saigner au bras et de donner les vomitifs, puis les purgatifs. Les soubresauts des tendons annoncent beaucoup d'irritation nerveuse ou spasmodique. C'est pourquoi il faut craindre d'augmenter cet état et d'agir sur l'estomac. S'il y a des signes d'irritation, si le pouls est plein, dur et tendu, on commencera par la saignée du bras, que l'on réitérera suivant les circonstances ; on prescrira ensuite les délayans, les relâchans, les acides, le petit lait clarifié, la limonade, l'orangeade, les lavemens et les anti-spasmodiques. Les bains sont aussi très-utiles et surtout les cataplasmes de farine de lin et de décoction de guimauve, sur l'estomac et les hypochondres; d'autres fois, il faut agir sur les extrémités inférieures, par les synapismes et les vésicans. On appliquera des sangsues, mais seulement après les saignées générales. Le délire dissipe les petits tremblemens qui surviennent dans la fièvre ardente, parce qu'il excite une réaction plus grande des propriétés vitales; car le frisson avec faiblesse est dangereux, et même mortel.

## APHORISME XXVII.

Si, dans l'opération de l'empyème ou de l'hydropisie, soit par le fer, soit par le feu, on soutire tout d'un coup toute l'eau ou le pus, la mort peut être subite.

---

L'opération de la paracenthèse dans l'ascite, n'est point une invention tout-à-fait moderne; autrefois on incisait et l'on cautérisait ainsi dans le lieu d'élection, mais en faisant une grande ouverture à la peau; du moins c'est ce qu'il nous est permis de croire. Toutefois, la ponction avec le troquart armé de sa canule, laisse la même facilité d'évacuer, à la fois, toute l'eau contenue dans l'abdomen. Si donc, on donne de même issue au pus épanché dans la poitrine, et si on l'évacue tout d'un coup; il est à craindre que l'affaissement subit des parties circonvoisines, n'intercepte subitement la circulation. C'est ainsi qu'il peut survenir des défaillances et des syncopes, suivies d'une asphyxie mortelle, par la suspension des mouvemens du cœur, d'où dépend la circulation. Il est donc reçu dans la pratique médicale, de ne point soutirer le liquide, en une seule fois; et de plus, il est nécessaire de soutenir le ventre par un bandage médiocrement serré, comme il est d'usage pour les nouvelles accouchées. Il y a des exemples d'empyème guéri par l'opération ; mais il arrive bien plus souvent le contraire ; et la phthisie en est la suite. L'hydro-thorax opéré par les mêmes moyens, offre encore moins de chances de succès, et dégénère en gangrène, qui est bientôt suivie de la mort. M. le baron Larrey a présenté à l'Académie de Médecine, des sujets qu'il a opérés par la ponction, et qui ont été entièrement guéris par sa méthode. Quant à l'ascite, on l'a ainsi attaquée dans maintes occasions, avec les plus grands succès; et d'ailleurs, comme l'opération de la paracenthèse est sans aucun danger, on peut y revenir aussi souvent que le fluide aqueux distend outre mesure la capacité abdominale; mais, cela ne dispense pas de recourir aux apéritifs, aux diurétiques, aux fondans et aux purgatifs. Suivant quelques auteurs, les hydropisies seraient toujours l'effet des phlegmasies dégénérées; cela peut être vrai, mais alors pourquoi les saignées locales et générales sont-elles souvent si contraires? On a cependant remarqué dans quelques cas, que des saignées locales avaient entièrement dissipé de légers épanchemens, formés vers les plèvres, s'annonçant sous la forme de pleurésies latentes, ou fausses ou larvées, dont le sthétoscope avait révélé l'existence pour lors inconnue.

## APHORISME XXVIII.

Les eunuques ne deviennent point chauves, ni sujets à la goutte.

---

La calvitie est un signe de faiblesse, et la goutte ne s'annonce guères que chez les hommes forts; quel rapport peut-il donc y avoir entre ces deux extrêmes? Les eunuques n'ont pas de barbe; ils sont d'une constitution très-humide et ressemblent aux femmes, par la privation des organes formant l'apanage de l'homme. C'est une cause qui s'oppose, suivant Hippocrate, à ce qu'ils deviennent jamais chauves; ils ne sont pas attaqués de la goutte par cette même disposition, qui s'oppose à une réaction assez violente, pour agiter fortement l'économie animale. Les eunuques n'ont-ils jamais de maladies aiguës? nous savons par un passage d'Hippocrate, que les sujets attaqués d'hémorrhoïdes, ne sont pas sujets à la pleurésie, à la péripneumonie, ni aux ulcères rongeans, ni aux furoncles. Voilà donc une exception pour une classe d'individus, sujets à peu près comme les femmes, à une évacuation sanguine périodique. Il y a donc aussi une exception, en faveur des eunuques, qui ne sont point atteints de la goutte. Si elle ne s'engendre pas chez eux, cela provient-il de leur constitution lâche et efféminée? Mais les femmes elles-mêmes, ne sont attaquées de la goutte, qu'autant qu'elles ont cessé d'être réglées; alors leur constitution change. Y a-t-il plus de force ou de faiblesse? ce dernier état semblerait moins possible. Toutefois on en doit conclure, que tant que les règles paraissent, les fluxions qui dépendent de la goutte se dissipent par cette voie; mais, que lorsque l'évacuation sanguine a cessé entièrement, la pléthore veineuse est une cause essentielle pour la production de cette maladie.

---

## APHORISMES XXIX-XXX.

La goutte ne paraît point avant l'adolescence.

La goutte n'atteint point les femmes avant la cessation des règles.

---

Je réunis ces deux aphorismes : il faudrait même que l'un précédât l'autre, pour mieux saisir la progression des idées et l'analogie de l'explication. La pléthore est ici la cause de la goutte ; c'est pourquoi, les femmes n'y sont point sujettes avant l'expiration de la menstruation. La goutte ne peut paraître avant l'adolescence. En supposant même, que ce soit après les prémices de Vénus, il n'y aurait rien de plus à ajouter à ce que nous avons dit; car, ce ne serait ni le temps, ni la durée des jouissances, qui auraient produit la goutte chez de très-jeunes enfans. Il s'agit donc de l'état constitutif, qui doit être parvenu à peu près à son accroissement, pour le développement d'une maladie d'après un excès de nutrition. Or, toute l'alimentation, chez les très-jeunes sujets, peut à peine suffire à l'assimilation des sucs nutritifs ; il faut un certain temps pour que les molécules alibiles, puissent remplir tous les pores et tous les tissus, jusqu'à ce que le corps soit parvenu à son entier développement; ainsi, la goutte ne paraît, qu'autant qu'il y a excès de nutrition. C'est pourquoi, beaucoup d'auteurs en ont fixé le siége dans le bas-ventre. Ceci explique peut-être la nature de la goutte et ses accès périodiques, qui varient suivant les saisons. Le printemps augmente visiblement la chaleur du sang, et l'automne l'acrimonie de la bile : ces deux causes dominent ainsi dans l'adolescence et la maturité de l'âge ; de même que chez les femmes après la cessation des règles. La goutte héréditaire survient à tout âge.

## APHORISME XXXI.

Les douleurs ophthalmiques se guérissent par la boisson de vin pur, les bains, la saignée ou la purgation.

Les maux d'yeux, comme nous l'avons dit, sont dus à plusieurs causes; il faut donc les attaquer par différens moyens propres à les dissiper séparément. On ne guérit pas une ophthalmie bilieuse par les sangsues ou la saignée, mais par les purgatifs et les vomitifs; au contraire, ce serait méconnaître les règles de l'art, si l'on prescrivait l'émétique et les purgatifs dans une ophthalmie inflammatoire; la première espèce est accompagnée d'humeur ou de chassie avec écoulement abondant de larmes, tandis que la seconde est sèche, et avec rougeur du globe de l'œil. Les bains généraux et locaux, les affusions ou lotions d'eau tiède, les cataplasmes légèrement émolliens et astringens, sont surtout ici très-convenables. Le vin pur sera très-utile aux malades atteints d'ophthalmie scrofuleuse, ainsi que les amers, les toniques et les spiritueux pris intérieurement. Enfin, les vésicatoires à la nuque, les anti-scorbutiques, les anti-vénériens, suivant que l'un ou l'autre de ces vices complique l'affection locale, seront employés avec avantage; et toujours en se conformant à la cause dominante, suivant cet adage reçu en médecine: *sublata causa, tollitur effectus.* Trop heureux le médecin qui peut ainsi parvenir à la détruire! Il faut se borner aux palliatifs et au régime prophylactique; c'est-à-dire, interdire le vin, les liqueurs, le café, la bonne chère, et se borner à un régime tempérant, adoucissant, en ayant recours de temps en temps aux bains, à la purgation, à la saignée, aux sangsues, aux bains de pieds. D'autres fois, il faut appliquer un cautère au bras, ou un séton à la nuque, surtout chez les enfans scrofuleux, lorsqu'il y a de la gourme, des dartres, la gale, ou si c'est après la rougeole, la petite vérole.

---

## APHORISME XXXII.

Les bègues sont particulièrement sujets aux longs cours de ventre.

---

La vérité est que l'idiosyncrasie a ici une influence toute particulière; il s'agit d'un effet physique. Le bégaiement, le grassaiement peuvent venir de l'épaisseur naturelle de la langue, ou du gonflement et de l'humidité des parties circonvoisines. La constitution du sujet est donc humide. Mais consultons le moral. J'ai assisté à une séance de lecture; j'ai vu de très-jeunes enfans prononçant très-bien des mots très-difficiles : rien ne les a arrêtés. La nouvelle méthode résout toutes les difficultés, par une nouvelle théorie du son. Il faut avoir entendu M. Delaforre, pour avoir une connaissance aussi étendue de la modulation du son dans la glotte ; mais il fait surtout dépendre du voile du palais, formant comme un entonnoir, qu'il nomme le pavillon vocal, toute la gravité de la voix, et de l'élargissement de la glotte, toute la gravité du chant : la diminution de ces deux ouvertures donne les sons aigus. Les lettres, qui sont les signes de la parole, reçoivent les inflexions de la voix, de sorte que la parole imite naturellement le chant, dans toutes les langues. C'est là l'abrégé de l'explication de la nouvelle méthode de l'auteur, qui s'apprend en quelques momens, toujours par syllabes et sans épeler : ce qui est infiniment supérieur à tous les procédés connus. Le défaut de prononciation ne prouve rien, quant aux facultés réelles de l'entendement. Si l'on admet que la constitution des bègues est plus humide et la fibre plus lâche, que chez les autres individus, c'est là, je crois, le sentiment que l'auteur paraît y avoir attaché. Ce n'est qu'une induction pour admettre, que le ventre participe à cette disposition de relâchement ; c'est alors que l'on expliquerait pourquoi les bègues sont naturellement sujets à de longs cours de ventre. J'ai eu occasion de vérifier ce fait sur plusieurs individus, habituellement très-relâchés.

## APHORISME XXXIII.

Ceux qui ont habituellement des renvois acides, sont rarement atteints de pleurésie.

Voici une conséquence de la faiblesse directe de la constitution, que l'on saisit facilement; car les hommes robustes qui digèrent bien, ne sont pas sujets aux rapports acides, lesquels supposent toujours une assimilation imparfaite des alimens : or, le chyle qui en provient, n'aura pas la même consistance que chez les autres individus. Il ne fournira pas au sang sa plasticité ordinaire; la croûte que l'on nomme pleurétique, ne s'y formera pas dans la saignée : enfin, il faut admettre une faiblesse native, qui subsiste autant que l'individu, et qui s'accroît avec l'âge. La pleurésie inflammatoire, qui est une maladie aiguë, très-commune parmi les hommes de peine, qui vivent au grand air et s'exercent beaucoup aux travaux les plus rudes de la campagne, ne se manifestera que très-rarement, ou presque jamais, chez les hommes sédentaires, passant la plus grande partie du jour dans leur cabinet, se levant tard, se livrant à des occupations sérieuses et à des méditations suivies ou à de longues contentions d'esprit. L'hypochondrie, l'hématémèse, l'ictère, la dyspepsie, la diarrhée, et les mauvaises digestions seront pendant presque toute leur vie, les fruits de calculs pour arriver à la fortune ou à des honneurs chimériques, et qui abrègent ainsi leur vie. Pour nous résumer, nous disons donc, que les sujets tourmentés de renvois acides sont rarement pleurétiques; mais, qu'ils peuvent être atteints de pleurésie à un faible degré, avoir un point de côté, de la fièvre et de la toux; symptômes qui seraient suivis des mêmes inconvéniens que la pleurésie véritable, mais à un plus faible degré. Ici, les vésicatoires topiques sur le côté, les légers excitans, les purgatifs ou les vomitifs, après les sangsues réitérées sur le côté, sont les meilleurs moyens thérapeutiques.

## APHORISME XXXIV.

Les sujets chauves n'ont point de grandes varices, ou s'il leur en survient, la calvitie disparaît.

---

La théorie est ici abstraite; la proposition concerne l'impossibilité de varices chez les eunuques; est-ce parce qu'ils ne sont sujets à aucune perte habituelle, telle que les hommes en éprouvent par la dissipation de l'esprit séminal? y a-t-il plus de substance terrestre et grossière dans ces individus privés de la reproduction? Quoi qu'il en soit, ne voyons dans cette exception, que l'atonie de la fibre, et le relâchement des vaisseaux: or, il est prouvé par l'opération que l'on fait subir aux coqs et autres volatiles de nos basses-cours, et aussi à la femelle du porc et au taureau, que leur chair devient plus molle, plus souple, plus tendre, plus abreuvée de sucs. La graisse devient quelquefois excessive: ainsi, ces causes sont les mêmes chez les eunuques; s'il leur survient des varices, les cheveux leur repoussent. On sait que les bulbes des cheveux se dessèchent par les progrès de l'âge; qu'ils blanchissent et tombent. Dans les longues fièvres et dans la phthisie, et même après l'accouchement, les cheveux se perdent. Faut-il en conclure, que dans le cas, où des varices surviennent aux eunuques, les bulbes des cheveux ne recevant plus des veines assez de suc nutritif se dessèchent, puis reviennent quand le phénomène disparaît? Je ne puis prévoir de quelle utilité cette observation peut être; ce qu'il y a de certain, l'humidité entretient la crue des cheveux; c'est pour cela que l'on fait usage de cosmétiques gras et odoriférans, qui entretiennent dans une molle et douce onctuosité, les bulbes ou racines des cheveux; c'est un commerce fort lucratif pour les charlatans qui courent les places publiques.

---

## APHORISME XXXV.

La toux qui survient dans l'hydropisie est de mauvais augure.

---

La ponction peut évacuer le fluide épanché; la toux doit alors cesser, si elle n'est que symptomatique; l'irritation du diaphragme est causée par le refoulement des viscères comprimés par le fluide aqueux; la respiration est alors gênée; si la toux survient, elle se dissipe ordinairement à proportion de la résolution de la maladie; c'est-à-dire, au moyen des vomitifs, des purgatifs et des diurétiques. On parvient ainsi à donner du ton aux viscères, à réveiller l'action du système absorbant et à rétablir la liberté des couloirs; on obtient la guérison; l'hydropisie peut se manifester avec la fièvre et la toux. Si, par exemple, il y a des signes de pléthore, si le sujet est jeune, robuste et dans la fleur de l'âge, ou si c'est une femme qui devient hydropique dans sa grossesse; on ne doit pas balancer à recourir à la saignée du bras, quand même il y aurait une légère fluctuation dans le ventre; c'est le seul moyen de sauver les malades. Car l'hydropisie est ici l'effet de la pléthore; que si elle survient chez un vieillard, attaqué de la goutte, avec fièvre et toux, le ventre gonflé, les jambes enflées, les urines très-rares et très-rouges; le visage n'étant pas gonflé, ni les mains, ni la poitrine, ni les bras; on doit d'abord tenter la résolution par l'absorption du fluide aqueux, et en excitant en même temps les fonctions viscérales, mais surtout celles du bas-ventre; ainsi l'on donnera, pour vomitif, l'oxymel scillitique à assez haute dose, l'huile de ricin, le sel de nitre; et si le ventre obéit facilement à l'action de ces médicamens, on doit espérer la guérison. Dans le cas où l'épanchement s'est formé seulement dans le bas-ventre, on peut encore y remédier par la ponction, que l'on répète aussi souvent que les symptômes de suffocation se présentent. Mais s'il y a en même temps hydrothorax, il n'est guère possible d'espérer la guérison ; d'ailleurs, la toux peut venir d'une phlegmasie dégénérée de la plèvre ou du poumon, d'un anévrysme ou d'un polype du cœur ; de l'hydropisie même du péricarde. Ainsi pour nous résumer sur ce sujet nous disons, que toutes les fois que la toux n'est point accompagnée de désorganisation des viscères, à la suite d'affections aiguës ou chroniques et lorsqu'elle ne tient qu'à la simple présence du fluide aqueux ou à la pléthore du système absorbant, on peut et l'on doit tenter la guérison ; surtout, si l'épanchement est encore fixé dans le tissu cellulaire ou sous la peau. Lorsqu'il y a une affection organique déjà ancienne, on ne peut porter qu'un pronostic très-fâcheux.

---

## APHORISME XXXVI.

La saignée guérit la dysurie ; mais il faut ouvrir les veines internes.

---

Ce qu'il y a de certain, des expériences nombreuses ont prouvé que dans les maladies de l'utérus, par exemple, la saignée du bras opérait d'abord une déplétion générale, après laquelle on agissait sûrement et promptement par de fréquentes applications de sangsues sur le ventre et au siége. Des engorgemens considérables de l'utérus ont cédé à ce genre de traitement. Si la dysurie provenait d'une maladie des reins ou de la vessie, il faudrait appliquer les sangsues à la partie interne des cuisses, après avoir fait une ou plusieurs saignées du bras. L'ouverture de la saphène serait mieux indiquée, s'il y avait suppression des règles; mais on a encore prouvé le contraire en faveur du prompt soulagement opéré par la saignée du bras. Pour concevoir l'utilité de l'ouverture des veines internes, suivant le vrai sens de l'auteur, il faut avoir lu son *Traité de la Nature de l'Homme*. Dire, par exemple, en rectifiant beaucoup la description anatomique qu'il nous a donnée, qu'après les jugulaires, il y a d'autres veines plus considérables; par exemple les veines caves, se portant de chaque côté du tronc, sur la face interne des vertèbres du dos ou du rachis, descendant le long des muscles psoas, pour donner dans leur trajet, les veines rénales, mésentériques, rachidiennes, hypogastriques, utérines, vésicales et spermatiques: c'est ce que nous savons tous. Mais les veines caves se bifurquent vers le sacrum, en plusieurs branches principales; tandis que les iliaques internes communiquent avec les veines du bassin. Les iliaques externes passent sous les arcades suspubiennes, descendent le long des cuisses, passent derrière le genou, se portent le long de la jambe jusqu'au pied. Les veines les plus apparentes vers les malléoles internes se nomment saphènes internes, et externes à la partie opposée. Il est nécessaire, dit l'auteur, pour les douleurs des testicules et des lombes, d'ouvrir les veines à la partie interne du pied; pour les douleurs du dos et des hanches, il faut ouvrir les veines à la partie externe du genou et du pied. Cette théorie est défectueuse sous bien des rapports; toutefois il est des cas où la veine du pied doit être ouverte préférablement à la veine du bras. Je crois que dans certains cas de dysurie, provenant d'hémorrhoïdes de la vessie, d'engorgement du scrotum, de l'utérus et des reins, il serait plus utile d'ouvrir les veines internes du pied, que celles du bras. Barthez a adopté cette théorie; pourtant il faut en convenir, il y a de grandes objections contre la saignée du pied; c'est la difficulté d'obtenir une saignée prompte et abondante.

## APHORISME XXXVII.

DANS la squinancie, l'enflure qui se manifeste au cou est favorable; car le mal est tout-à-fait extérieur.

---

LA différence entre l'angine proprement dite et la squinancie est facile; quoiqu'on confonde souvent sous la même dénomination, ces deux espèces fort différentes. La cynanche désigne seulement l'inflammation des parties internes de la gorge; et la paracynanche, celle des parties externes; mais ces distinctions sont purement scholastiques. Nous n'en reconnaissons que deux espèces : ou la phlegmasie attaque le pharynx, le voile du palais, la gorge et les amygdales (cette dernière espèce est désignée sous le nom de tonsillaire), ou elle a son siége dans le larynx et les bronches. On la nomme croup ou angine laryngée, cynanche; le danger est ici d'autant plus grand, que la respiration peut être interceptée, une fausse membrane se développer dans la trachée, s'étendre dans le larynx et fermer toute entrée à l'air dans la glotte. Les malades meurent alors axphyxiés; ce sont surtout les très-jeunes enfans, qui périssent suffoqués dans l'espace d'un ou deux jours, ou même après quelques heures, lorsque l'inflammation a une marche très-rapide. J'ai vu de funestes exemples, et j'ai aussi la consolation d'avoir guéri quelques malades. Les moyens les plus prompts sont ici les meilleurs, comme l'exprime l'aph. 6 sect. I. Les sangsues au cou, l'émétique, les vésicatoires, les fumigations avec l'infusion de fleurs de sureau et l'éther, les bains de pieds synapisés, mais surtout les sangsues au cou sont nécessaires. On ne doit pas en redouter l'excessif écoulement, qui seul sauve les jeunes enfans. Il leur survient alors des sueurs, le spasme cesse, la voix qui était très-rauque, l'agitation, le renversement de la tête en arrière, le désir d'être levé, tout se calme; et une douce moiteur se répand sur tout le corps : la guérison est alors assurée; mais il faut que la maladie soit traitée sur-le-champ. J'ai vu aussi un exemple d'angine laryngée, chez un sujet âgé de quatorze ans; il ne fut sauvé que par une forte saignée du bras et par l'application de douze sangsues au cou; par des synapismes aux cuisses, et un large vésicatoire dans le dos. Or, toutes les fois que nous voyons une tumeur se manifester au cou, dans un violent mal de gorge, il est évident que c'est un abcès, qui doit se former. La maladie n'est-elle pas bien plus dangereuse, s'il y a un abcès interne? Si les amygdales sont tellement gonflées qu'il soit impossible au malade de respirer. Il périt suffoqué; j'en ai vu des exemples. Il faut donc veiller attentivement aux maux de gorge pour en prévenir le danger, surtout chez les très-jeunes enfans. Quand on n'a plus de ressources, il faut sauver le malade par l'opération de la laryngotomie. Il reste quelquefois un gonflement squirrheux des amygdales, qui nécessite leur ablation ou excision : enfin les abcès des amygdales ne peuvent quelquefois s'ouvrir d'eux-mêmes, et il faut recourir à l'opération.

## APHORISME XXXVIII.

Il vaut mieux ne point toucher aux cancers occultes ; car dans le cas contraire, on les exaspère mortellement, au lieu qu'abandonnés à eux-mêmes, ils laissent vivre plus long-temps.

---

Des expériences récentes ont prouvé que par des applications successives et réitérées de sangsues sur des squirrhes réputés incurables, et par des cataplasmes émolliens continués pendant un certain temps, on est parvenu à les dissiper sans retour, et sans employer aucun traitement intérieur. Dans le cancer ouvert, l'amputation ne réussit pas aussi bien que dans le cancer occulte : mais, ce que nous conseillons, la cautérisation n'est suivie de succès, qu'autant que les glandes squirrheuses sont toutes détruites; mais leur excision par l'instrument tranchant est bien préférable. On a même dans ces derniers temps, retranché le col de l'utérus, devenu squirrheux : et même fait l'ablation de l'organe tout entier. Les testicules sont enlevés en liant séparément les vaisseaux; c'est une amélioration dans l'opération; le cordon spermatique, dur, douloureux et squirrheux est une contre-indication; comme l'espèce de chapelet formé par les glandes des seins qui communiquent ainsi avec les glandes de l'aisselle, en est une autre non moins certaine. Toutefois, le talent avec lequel nos célèbres chirurgiens sont parvenus à faire dextrement toutes ces opérations, doit prévenir toute crainte de se confier à leurs soins. Les tentatives faites par la compression sont difficiles, lentes et pleines de danger, si elles ne réussissent pas; des emplâtres irritans sur des tumeurs indolentes, y excitent des douleurs et l'irritation; un travail s'y établit; les chairs changent de consistance; le tissu dur se ramollit, prend une couleur lardacée, saigne au moindre attouchement, qui excite des douleurs lancinantes. Lorsque le cancer est ouvert dans certaines parties, où l'ulcère s'établit, comme par exemple au sein et à la matrice, les bords se renversent, une horrible fétidité s'en exhale, et la tumeur ressemble par son aspect à un choufleur. Il en est de même de l'ulcère des testicules; il faut éviter toute application extérieure irritante, qui fait dégénérer le mal le plus léger, en une maladie dégoûtante et mortelle avec des douleurs inouïes. J'ai vu des exemples très-remarquables de ces accidens. Au reste, les plus légères tumeurs, sous la forme de glandes ou ganglions, peuvent acquérir par de fréquens attouchemens, la dégénération cancéreuse, surtout au visage ; c'est ce que l'on a nommé *noli me tangere*. On parvient quelquefois à guérir des chancres du nez et de la lèvre, par la cautérisation ; il faut d'ailleurs se rappeler ce qu'a dit Hippocrate (livre II des *Prédictions* 55). Il attribue les cancers occultes à la vieillesse ; c'est pourquoi, il fait ici un précepte de ne point les opérer, n'y même d'y toucher.

---

## APHORISME XXXIX.

Les convulsions viennent d'inanition ou de plénitude ; de même que le hoquet.

---

Toute théorie est basée sur des faits coordonnés par le raisonnement; si la convulsion vient exclusivement de replétion ou d'inanition, je ne vois pas comment l'irritation nerveuse doit jouer ici le rôle le plus important; cependant, ce sont les nerfs, qui doivent être ici spécialement affectés;

mais sous la dénomination de convulsions, il faut comprendre aussi les spasmes, que l'on voit fréquemment survenir : par exemple, à l'occasion de la réplétion de l'estomac et des intestins, ou de leur faiblesse excessive. Le vomissement, le hoquet, les coliques, les tranchées, ne sont autre chose que les effets du spasme produit soit par réplétion, soit par inanition. Mais si l'on suppose qu'il faille attendre l'évacuation du sang jusqu'à la dernière goutte, pour connaître les effets de l'inanition, ce serait étrangement abuser des limites dans lesquelles s'est renfermé notre célèbre auteur; et de même, si l'on croit qu'il soit nécessaire d'éprouver les effets de l'excessive pléthore, pour qu'il en résulte des convulsions. D'abord dans le premier cas, les convulsions sont mortelles, comme dans le second; ce n'est plus une simple proposition pour connaître la cause de la maladie, mais un pronostic mortel. Lorsque l'équilibre est interrompu entre les fonctions de l'économie animale, soit par des évacuations excessives sanguines ou autres, soit par la pléthore veineuse, les convulsions ou les spasmes se manifestent par des anxiétés, des défaillances, le hoquet, l'assoupissement; les lésions organiques peuvent aussi en être la suite. Combien n'y a-t-il pas de causes de convulsions, comme les affections de l'âme, les poisons âcres ou corrosifs, les vers chez les enfans; l'éruption de la rougeole, de la petite vérole, de la scarlatine!

Chez les adultes, les convulsions sont beaucoup plus rares; mais la manie, l'hystérie, l'hypochondrie, la mélancolie, l'épilepsie, le tétanos, la danse de Saint-With, la chorée, le béribéri et bien d'autres affections nerveuses, voire même le somnambulisme, le magnétisme, forment le cortége de la puissence nerveuse, si différemment excitée par des causes infinies, qu'il serait à peine possible de les énumérer : ce n'est donc ici qu'une simple récapitulation.

---

## APHORISME XL.

Les douleurs non inflammatoires des hypochondres se résolvent, s'il survient de la fièvre.

---

Voici une application de l'exemple précédent, suivant la théorie que nous avons établie. Les douleurs spasmodiques ou nerveuses du canal intestinal se dissipent par la fièvre, parce que l'action nerveuse est ici fortement domptée. C'est encore de la même manière, que la fièvre survient après des convulsions épileptiques chez les enfans, atteints de la petite vérole; et que ceux dont la maladie est la plus violente sous le rapport des convulsions est la moins mauvaise quant à l'éruption. Dans l'hypochondrie, la chlorose et l'hystérie, il survient fréquemment des coliques nerveuses et même des tranchées, pendant lesquelles les malades sont quelquefois froids comme du marbre, sans pouls, ni respiration; et cela dure ainsi des heures entières, quelquefois même un ou plusieurs jours, comme chez les sujets en léthargie. Les filles et femmes hystériques en présentent les plus nombreux exemples; mais dès qu'un mouvement fébrile s'établit, alors la figure se ranime, le pouls devient plus fort, la respiration se rétablit; le hoquet, des rots et des vents, terminent souvent ces symptômes nerveux. Ici, ce sont les anti-spasmodiques, les anti-nerveux, les bains, les relâchans, les calmans et adoucissans, que l'on emploie ordinairement dans ces affections.

Je dois recommander ici particulièrement un appareil fumigatoire, consistant en une bouteille avec un tuyau de verre, qui sert très-utilement à donner passage au fluide vaporisé que l'on veut respirer. Ainsi, par exemple, j'indique le mélange de deux onces d'éther sulfurique, avec un gros de teinture d'assa-fœtida, pour les affections nerveuses chez les femmes hystériques.

## APHORISME XLI.

Si une suppuration existe dans quelque partie du corps, sans se manifester, cela vient de l'épaisseur de la matière, ou du lieu où elle est située.

---

L'empyème peut particulièrement être cité pour exemple, mais l'auteur l'a nommé spécialement dans plusieurs aphorismes. L'épaisseur de la matière de certaines tumeurs, telles que le méliceris, le stéatome, permet à peine de la reconnaître ; ou ce sont des loupes graisseuses ou lipômes, qui ne renferment point de matière fluide, ou des hypersarcoses, c'est-à-dire des excroissances charnues plus ou moins volumineuses, comme il y a des sarcocèles d'une grosseur énorme, des goîtres excessifs, des ostéasarcômes chez les sujets scrofuleux et vénériens. Un fluide plus ou moins corrosif existe dans ces tumeurs, qui finissent quelquefois par abcéder et par acquérir une nature cancéreuse. Le seul moyen est encore de les extirper, ainsi que les polypes du nez et de l'utérus; mais il faut bien prendre garde de se laisser imposer par des hernies qui imitent plus ou moins un abcès : ainsi, on a vu le bubonocèle opéré pour un bubon à l'aine, et son ouverture devenir mortelle ; on a vu de même un anévrysme donner lieu à une méprise tout aussi dangereuse et encore plus promptement mortelle. La saignée du bras mal faite, lorsque la veine médiane est piquée de part en part, donne lieu à l'anévrysme faux ou veineux. Toutes ces différences exigent un tact exercé ; une tumeur formée par une hernie d'une portion du poumon, ou par l'épiploon, dans les plaies pénétrantes de la poitrine et du ventre, peut être prise de même pour un abcès. « L'inhabileté du chirurgien, dit Hippocrate (liv. 1 *des Maladies*, § 12), le trahit, s'il ne s'ap erçoit pas de la présence du pus dans une plaie ou dans une tumeur ; s'il ne reconnaît pas une luxation ou une fracture ; si en sondant le crâne, il ne s'aperçoit pas de la lésion de l'os ; s'il ne sait pas conduire la sonde de manière à l'introduire dans la vessie et reconnaître la pierre ; si par la secousse donnée à la poitrine, il ne parvient pas à distinguer la présence du pus. » (La succussion violente a été remplacée avec avantage par la percussion de la poitrine et la stéthoscopie, pour reconnaître l'épanchement formé dans le propre parenchyme du poumon. ) On ne peut pousser plus loin l'exactitude des recherches, dont Corvisart et Laennec sont les auteurs. Enfin, le chirurgien se trompe, si au moyen de l'incision ou de la cautérisation, il ne pénètre pas jusqu'au foyer de l'abcès; s'il applique le fer ou le feu, là où il ne faut pas; ce sont autant d'erreurs qui prouvent son défaut d'expérience. Il n'est donc pas si facile qu'on le pense, de reconnaître toujours la présence du pus dans les divers endroits où il y a un abcès, ou une tumeur, ou un épanchement. La gastrotomie et la paracenthèse de la poitrine ont été malheureusement faites, quelquefois sans aucun succès, parce qu'on n'avait pu pénétrer jusqu'au foyer de l'épanchement.

---

## APHORISME XLII.

Dans l'ictère, l'induration du foie est de mauvais augure.

---

L'affection chronique du foie annonce dans l'ictère, une guérison longue et difficile. Déjà les canaux bilifères sont embarrassés, et la cause prochaine n'est ici que très-peu remarquable; car un accès de colère suffit alors pour faire éclore la couleur jaune, qui est un symptôme à peu près constant de l'hépatite. Si, par exemple, des taches cuivrées, jaunes, par plaques, se montrent de temps à autre sur la peau, c'est une disposition prochaine à l'ictère. Si la bile séjourne trop longtemps dans les vaisseaux secréteurs et excréteurs du foie, elle s'y épaissit sous la forme de petits corps durs, que l'on nomme calculs hépatiques ou biliaires : alors des coliques dites hépatiques, des douleurs aiguës déchirantes de l'estomac, de la région épigastrique, des canaux cystiques et hépatiques annoncent l'occlusion du canal cholédoque. La jaunisse se déclare; les urines sont troubles, très-brunes, épaisses, rares; les excrémens perdent leur couleur foncée et deviennent blanchâtres. S'il y a simplement embarras de la veine porte, les vaisseaux absorbans transportent une partie de la bile sur la surface cutanée, qui est alors teinte en jaune, tandis qu'une autre partie de la bile reflue dans la circulation générale par les veines hépatiques, dans la veine cave ; ainsi se forme la couleur foncée des urines. Le tissu muqueux sous-cutané et la membrane des intestins sont teints de bile; il y a des démangeaisons à la peau ; les yeux et toute la face ont une couleur ictérique plus ou moins foncée; ce qui a fait désigner sous deux dénominations différentes la même maladie, savoir : l'ictère jaune et noir. La première espèce provient de la bile hépatique : la seconde de la bile cystique ou atrabile. Hippocrate a été plus exact en ne parlant que de l'affection même du foie, comme complication de la maladie, et basant son pronostic sur la dureté du parenchyme de ce viscère, il a annoncé une maladie longue et très-rebelle. Nous savons en effet, que dans l'état naturel le foie ne dépasse pas les fausses côtes, et que le petit lobe, dit de Spigel, ne s'avance pas au-delà de l'estomac; mais s'il y a du gonflement, il déborde les fausses côtes, et s'étend dans la région épigastrique. Il peut même comprimer beaucoup l'estomac et exciter le vomissement, de manière que si cette disposition augmente, comme il arrive aux sujets qui ont fait un long usage de boissons spiritueuses ou alcooliques; les alimens solides ne peuvent plus être reçus, ni les liquides: ainsi, au fur et à mesure que la tumeur du foie augmente, la capacité de l'estomac diminue. L'hydropisie succède ordinairement à cet état, la maladie est alors mortelle: mais si c'est une hydropisie enkystée, les digestions quoique pénibles sont encore possibles; la nutrition étant interrompue, l'hématose est imparfaite; la cachexie survient, puis l'anasarque, puis l'ascite. Il faut donc dans l'origine, rétablir la libre communication de la circulation de la veine porte avec les canaux biliaires, et tâcher de fondre les calculs hépatiques. Ceux-ci sont inflammables, composés d'adipo-cire, gras, lisses, onctueux, friables sous les doigts, se fondant dans l'alcool, dont ils troublent la transparence. On a donné dans ces derniers temps, l'éther mêlé à l'huile de térébenthine, pour fondre les calculs hépatiques; mais il faut que l'estomac puisse le supporter. Les eaux minérales sont en général celles qui réussissent le mieux avec les légers purgatifs, les lavemens, les vésicatoires topiques; mais surtout les sangsues au siége, les bains, l'eau de poulet, les eaux de Vichy, l'oxymel scillitique. Les savonneux ne doivent être donnés qu'après.

## APHORISME XLIII.

Dans les affections spléniques, la dysentrie prolongée termine par l'hydropisie ou une lienterie mortelle.

---

Les longues affections du canal intestinal finissent par entraîner la perte d'irritabilité; c'est ainsi que l'on voit la lienterie devenir mortelle après la dysenterie, surtout lorsque celle-ci a déjà succédé à une maladie organique, qui est ici une splénite aiguë ou chronique. La communication de la veine splénique avec les mésentériques est directe. Si l'hémorrhagie est prolongée et un peu forte, nécessairement l'hématose devient imparfaite; la circulation du ventre ne reçoit plus les matériaux nécessaires à la nutrition, la veine porte ne peut plus en fournir de bien élaborés pour la formation de la bile; les digestions languissent, le chyle ne se reforme plus avec la même promptitude, ni avec les mêmes qualités que dans l'état naturel; enfin la cachexie et l'hydropisie en sont la suite. Il suffit de connaître la communication directe de la rate par le moyen des vaisseaux courts avec l'estomac, pour concevoir comment la dysenterie prolongée peut devenir nécessairement mortelle; il en est de même du mélæna, de l'hématémèse, s'il y a de la fièvre. On peut dans le commencement de la dysenterie, faire une saignée du bras ou du pied, ou appliquer des sangsues à l'anus, et donner ensuite les eaux minérales acidules, et surtout appliquer des sangsues et des cataplasmes émolliens sur la région même de la rate. Quand il y a désorganisation ou dégénérescence de son tissu ou parenchyme, toute guérison devient absolument impossible, comme je pourrais en rapporter plusieurs exemples.

## APHORISME XLIV.

L'ILÉUS paraissant dans la strangurie donne la mort en sept jours, à moins que la fièvre ne se déclare avec un flux d'urine très-abondant.

---

UN des phénomènes sympathiques de l'affection morbide des reins, qui doit le plus nous surprendre, est sans contredit le vomissement, qui survient dans la strangurie, laquelle n'est elle-même qu'un symptôme de la maladie rénale; mais il faut savoir que ce n'est pas ici une néphrite simplement aigüe, car alors il y a ischurie ou suppression totale de l'urine. Il s'agit donc de calculs ou pierres rénales renfermés dans le bassinet ou dans les vaisseaux urinifères, ou arrêtés dans les uretères, comme les pierres hépatiques dans les canaux cholédoque, cystique, hépathique. Il peut arriver d'ailleurs une suppression d'urine par une pierre contenue dans la vessie ou engorgée dans l'urèthre; et la suppression d'urine ou la strangurie peut être la suite de rétention de l'urine dans la vessie; de même que lorsque cet accident affecte les canaux urinifères des reins. On observe alors des vomissemens très-violens, qui se succèdent avec plus ou moins de rapidité et une odeur fortement urineuse; la fièvre se déclare, des sueurs ayant aussi l'odeur de l'urine surviennent, le ventre se tend, se météorise. Si par le cathétérisme on ne parvient pas à vider la vessie, ou si par la saignée du bras, les bains généraux et locaux, les sangsues, les ventouses scarifiées sur la région des reins, si après les calmans et adoucissans, les huileux, les opiacés et les lavemens, on n'obtient pas la cessation de l'ischurie rénale, alors le hoquet survient avec des syncopes, des défaillances et des convulsions, qui se terminent par une apoplexie mortelle. La fièvre ne peut exempter de ces accidens, qu'autant que les urines viendraient abondamment; car, dans le cas contraire, c'est une grave complication, et la phlegmasie des reins n'en est que plus à redouter. Le terme de sept jours n'est ici que le terme ordinaire des maladies aigües, lequel passé, la maladie se termine alors par la gangrène, quelquefois avec crevasse des reins, ou suppuration et épanchement du sang ou du pus dans le ventre. Il en est de même pour la rupture de la vessie : mais des abcès urineux du bassin, ne sont que fistuleux et point mortels.

## APHORISME XLV.

Les ulcères annuels ou plus anciens occasionent nécessairement la carie de l'os et des cicatrices profondes.

---

De vieux ulcères reconnaissent, en général, des vices ou virus, ou du moins, s'ils ne sont pas tels, c'est parce qu'ils proviennent de varices ou de relâchement du tissu sous-cutané. On comprime par la ligature, le tronc principal; et l'ulcère est bientôt guéri. Ainsi, il y a des ulcères annuels qui n'occasionent ni la carie, ni l'exfoliation des os ou des cartilages; mais les ulcères scrofuleux, scorbutiques, vénériens, cancéreux, engendrent la lésion des parties dures. Le ramollissement et le gonflement des extremités des os, sont très-remarquables chez les sujets dont la lèvre supérieure est épaisse, les yeux larmoyans, les glandes sous-maxillaires, attaquées d'engorgement ou de suppuration. Dans ce dernier cas, il s'écoule une sanie qui baigne les bords de l'ulcère; ensuite les os des pieds et des mains s'altèrent et sont atteints de carie; quelquefois, ils se gonflent excessivement: une pièce ou deux s'exfolient; les cicatrices sont très-profondes; elles se rouvrent plus ou moins souvent, surtout en hiver. Enfin, des tubercules se développent dans les viscères, surtout dans le parenchyme du foie ou des poumons, chez les jeunes gens de dix-huit à trente-cinq ans, et dans les glandes du mésentère chez les enfans, qui alors périssent dans le marasme; les sujets plus âgés meurent de la phthisie. D'abord, il est évident que l'hérédité est une source intarissable pour perpétuer la maladie, le mariage devrait ici être interdit. Les ulcères scorbutiques sont surtout reconnaissables à leur aspect livide, sanieux, fétide, avec des chairs blafardes, fongueuses et saignantes; tandis que l'haleine fétide, les dents noires, vacillantes, les gencives saignantes, avec un teint jaune, plombé, livide, et une couleur terne ou verdâtre de toute la peau, désignent la diathèse générale scorbutique. Ces individus sont sujets aux hémorrhagies, surtout à l'épistaxis, dont ils périssent quelquefois; enfin ils éprouvent une maladie particulière : ils suent le sang par tous les pores; la carie des os de la mâchoire, du tibia ou des os des pieds, leur est particulière. Des ulcères sont incurables, si on ne guérit pas d'abord le vice radical, généralement répandu dans toute l'économie; de même que la syphilis, le scrofule, le cancer, les vices psoriques dartreux et la diathèse purulente, entraînent des ulcères rebelles qui souvent rongent les surfaces des articulations et produisent le spina ventosa, la nécrose, la gangrène et le sphacèle. Il faut alors, s'il en est temps encore, recourir à l'amputation.

Quant aux ulcères cancéreux, carcinomateux, ils occasionent aussi la carie des os; les ulcères vénériens proviennent aussi d'exostoses, et sont accompagnés de chancres avec perte de la luette ou du voile du palais, carie des os du nez, de sa cloison et de la table supérieure ou palatine et des os maxillaires. Des fongus, des lipômes, des loupes, des rhagades, des pustules, des bubons et tout ce qu'il y a d'affreux et de dégradant pour l'espèce humaine, est alors le fruit du libertinage. Dans les premiers cas que j'ai cités, les anti-scrofuleux, savoir les amers et les toniques, le régime gras, l'insolation, l'air de la campagne sont les moyens hygiéniques, mis ordinairement en usage; mais c'est l'époque de la puberté qui opère un changement salutaire sur la constitution; laquelle d'un autre côté, en se développant, devient sujette à la phthisie pulmonaire tuberculeuse. Les anti-scorbutiques, les anti-vénériens doivent être opposés aux autres espèces d'ulcères; malheureusement, il n'y a d'autre remède spécifique contre le cancer, que l'amputation de la partie lésée. Il faut cependant remarquer, que dans les dégénérescenses osseuses et scrophuleuses, comme le spina ventosa, avec fièvre et marasme, l'amputation de l'articulation du genou malade, par exemple, est le seul moyen de guérison possible. Autrement la fièvre lente, le marasme, la diarrhée colliquative, suite de la résorption du pus, tuent les malades. On observe qu'aussitôt que le retranchement du membre a eu lieu, chez les sujets même les plus faibles en apparence, leur santé se rétablit, leur constitution se fortifie, et alors ils parviennent même à une assez longue carrière.

---

## APHORISME XLVI.

La gibbosité qui se manifeste avec l'asthme et la toux, fait périr avant la puberté.

---

C'est ici une suite de ce qui précède; les gibbeux sont ordinairement scrofuleux; la faiblesse de la colonne vertébrale est en partie occasionée par la maladie des os, et en partie par la faiblesse des muscles; la fibrine du sang est pâle, blanchâtre. Le sang dépourvu de plasticité ne peut fournir une matière assez substantielle pour la nutrition des parties dures. Enfin, la moindre cause fait dévier les courbures naturelles des os. On a vu à ce sujet des cas si extraordinaires qu'ils passeraient pour incroyables, si des observateurs dignes de foi n'avaient pas consigné des faits extrêmement curieux, recueillis en différens pays; ce qui empêche tout sujet de doute : on peut consulter le *Dictionnaire encyclopédique*, et l'excellent article intitulé : CAS RARES du *Dictionnaire des Sciences médicales*. Des sujets d'une taille ordinaire se sont rapetissés au point d'avoir à peine deux pieds de haut; enfin, les os ont été entièrement ramollis. D'autres fois ils se sont fracturés dans toute leur épaisseur; feu M. Chaussier en a rapporté plusieurs observations. On juge bien que la gibbosité, avant l'âge de puberté, expose, surtout ceux qui en sont atteints, à de graves accidens; doivent-ils tous périr? S'il en était ainsi, on ne verrait pas tant de tailles difformes. Aujourd'hui on est parvenu à les redresser par des lits mécaniques à extension, qui sûrement n'étaient pas connus des Grecs. On sait que Lycurgue, dans sa coutume barbare, ne prenait que le lit de Procuste pour traiter les infirmes de sa république, et faisait précipiter du haut d'un rocher les sujets contrefaits. Notre civilisation actuelle a amélioré ici visiblement la condition humaine la plus désespérée, et les sourds-muets ont trouvé aussi l'art de parler, les bègues de mieux articuler, les sourds d'entendre ; ces miracles de la raison font triompher l'homme de lui-même. Les sujets atteints de gibbosité, qui éprouvent une toux habituelle de manière à gêner beaucoup leur respiration, finissent par avoir des tubercules dans le poumon, ou un épanchement d'eau dans la poitrine, ou hydrothorax, dont ils meurent avant de parvenir à l'âge de puberté. Quand ils ont passé cet âge, ils sont fréquemment atteints d'asthme, d'hémoptysie, de phthisie, d'hydropisie, d'ascite et d'embarras des viscères. On devrait aussi leur interdire le mariage.

---

## APHORISME XLVII.

Ceux qui se trouvent bien de la saignée ou de la purgation, doivent y recourir au printemps.

---

C'est ici une indication hygiénique, plutôt qu'un précepte; toutefois nous en avons fait l'application dans nos précédens commentaires sur les *Aphorismes* 5 et 6, section Ire. Nous devons examiner ici plus particulièrement les bons effets de la saignée et de la purgation par rapport au temps d'élection. Le printemps est la saison la plus douce, celle qui permet par conséquent de supporter avec le moins d'inconvéniens les pertes de sang et les évacuations humorales; mais on a remarqué, que le ssaignées multipliées sans nécessité disposent à la pléthore sanguine, ceux qui en ont contracté l'habitude. Toutefois, il ne faut pas adopter cette théorie sans restriction, il en est ainsi de la purgation; mais il y a des signes visibles pour guider le médecin, d'après la structure du corps indépendamment de la connaissance des tempéramens. Ainsi, ceux qui sont très-replets, dont la figure est très-animée, qui ont le cou court et la poitrine large, sont en général le plus exposés à l'apoplexie, au vomissement de sang, aux anévrysmes, à la goutte, à la paralysie; mais les sujets pâles et grêles, dont la poitrine est étroite et le cou long, qui ont les épaules détachées et comme ailées, sont plutôt atteints de crachement de sang ou d'hémoptysie et de pulmonie. Les bilieux atrabilaires ressentent surtout le choléra, des coliques de miséréré, la mélancolie, l'hypochondrie, l'hématémèse, la manie: les lymphatiques éprouvent assez ordinairement des obstructions, des hydropisies, des fièvres tierces, quartes. Quant aux sujets bilieux qui ont le teint jaune, dont les vomissemens et évacuations de bile se renouvellent surtout en automne et au printemps, on fera bien de les purger dans ces deux saisons; mais on choisira surtout parmi les moyens hygiéniques, ceux qui sont les plus propres à combattre cette disposition. On en agira de même envers les sujets sanguins.

## APHORISME XLVIII.

La dysenterie est utile dans les maladies de la rate.

Les affections organiques sont plus difficilement curables que les maladies aiguës. La splénite chronique ou phlegmasie lente de la rate, en est un exemple ; mais la remarque d'Hippocrate concerne encore les crises, quoiqu'elles soient ici beaucoup plus rares, elles peuvent être très-utiles. Ainsi, la dysenterie et les hémorrhoïdes ont terminé quelquefois la manie. De même, la dysenterie qui survient, lorsqu'il y a irritation ou un gonflement douloureux de la rate, est utile. Si, par exemple, il y a fièvre aiguë et distension de l'hypochondre gauche avec une tumeur du côté de l'estomac, Hippocrate fait remarquer à ce sujet, dans le second livre des *Prédictions*, que l'hémorrhagie du nez est favorable, pourvu que ce soit de la narine gauche ; mais dans l'inflammation du foie avec gonflement douloureux de l'hypochondre droit, l'hémorrhagie du nez, pour être favorable, doit avoir lieu du côté droit. La dysenterie, pour être critique, doit être accompagnée de déjections faciles mêlées d'un peu de sang et de mucosités, sans occasioner de vives tranchées, ni un ténesme violent; le dégoût des alimens et une vive altération annoncent en outre, s'il y a une fièvre lente, un commencement de suppuration; alors les yeux se cavent, un cercle noirâtre les entoure, la maigreur survient, et si cet état se prolonge quelque temps, il survient de l'enflure aux jambes et aux pieds, et il se fait un épanchement aqueux ou purulent dans le ventre. L'ouverture des corps indique aussi les causes de la mort. Quand, au contraire, la guérison doit avoir lieu, l'hémorrhagie intestinale, soit le mélæna, soit l'hématémèse, délivre quelquefois de l'hépatite ou de la splénite chroniques : d'autres fois ce sont des symptômes redoutables qui précèdent le flux hépatique ou *cæliaque*, et la lienterie dont meurent lentement les sujets attaqués de ces maladies chroniques. Des gencives mauvaises, saignantes, dit Hippocrate (*Préd.*, liv. II, § 150), et la fétidité de la bouche, dénotent le gonflement de la rate : ce sont aussi des symptômes du scorbut.

## APHORISME XLIX.

Les attaques inflammatoires de goutte se guérissent par résolution, en quarante jours.

---

La goutte n'est pas encore du nombre des maladies, dont on puisse espérer la guérison radicale. Il est utile de faire connaître ici le pronostic du père de la médecine, *Livre des Prédictions*, XV, § 43. « Pour les personnes attaquées de la goutte, dit notre célèbre auteur, voici ce que j'en pense: Les vieillards à qui il est survenu des nodosités aux articulations, ceux qui mènent une vie laborieuse et qui sont habituellement constipés, ne peuvent absolument guérir par aucune ressource de l'art, du moins autant que je sache; le meilleur est s'ils viennent à être attaqués de la dysenterie: *elle les guérit spontanément* (j'en ai vu des exemples); les autres flux d'humeurs qui prennent leur cours par les voies inférieures; sont aussi très-utiles. (*Ibid.*) Si le sujet est jeune et qu'il n'ait pas encore de nodosités aux articulations, s'il est sobre et ami du travail, et que les selles aient lieu convenablement et en proportion du régime, le malade, ayant fait choix d'un médecin éclairé, peut espérer de guérir.» La recommandation de choisir un homme instruit, fait présumer que les charlatans avaient déjà gagné la confiance des malades. Je ne parlerai pas ici des quarante-huit verres d'eau que l'on a imaginé de faire prendre à des hommes crédules; une autre prescription qui n'est guères plus en usage, est celle connue sous le nom de *remède Pradier*, pour traiter extérieurement la goutte. C'est encore une méthode tout aussi bonne que l'eau chaude, le vomi-purgatif ou remède Leroi est un autre moyen qui réussirait mieux s'il n'était pas trop violent; car, de très-bons médecins ont cru que le siége de la goutte devait être dans le ventre; mais pourquoi alors les tumeurs se fixent-elles aux articulations? Quoi qu'il en soit, la même objection pourrait se soutenir contre l'érysipèle. Tout prouve qu'il a son siége dans les canaux biliaires et dans les voies intestinales; les purgatifs sont en général les meilleurs remèdes, et aussi les synapismes, les vésicans, les rubéfians, les bains. On remarque toutefois, que l'humidité n'est pas très-favorable aux goutteux et aux rhumatisans. Il faut prescrire les adoucissans, les anti-spasmodiques et les relâchans dans la goutte, employer rarement la saignée et plus souvent la détourner par les cautères et les vésicatoires.

Les maladies aiguës se terminent en quatorze ou vingt jours, quelquefois la petite vérole s'étend à un mois pour la dessication complète des boutons, tandis que la vaccine, qui en détruit le germe, ne dure pas plus de quatorze à quinze jours, et elle a la vertu extraordinaire de changer la masse des humeurs, puisqu'elle absorbe en tout temps le principe varioleux. Il y a plus, le même virus vaccin mêlé au pus d'un bubon pestilentiel, ne communique plus qu'une peste bénigne, et un bubon qui parvient à une bonne suppuration. Ces belles expériences sont consignées dans le *Bulletin universel des Sciences médicales*. Qu'est-ce donc que la goutte? elle paraît plutôt tenir de l'érysipèle que du phlegmon; les tumeurs goutteuses sont rouges, ne suppurent point et se résolvent par la desquammation de l'épiderme. Celui-ci tombe par plaques ou par écailles; à la suite de très-vives douleurs et de l'écoulement d'une ou deux gouttes de sérosité jaunâtre ou limpide comme de l'eau. Quant à la goutte irrégulière, elle se fixe sur l'estomac et les entrailles, ou plutôt, elle ne quitte pas ces organes, et ce n'est que lorsqu'elle les a abandonnés qu'on la voit paraître sur les orteils, sur les doigts des mains, ou se porter aux genoux, au rachis, au moignon de l'épaule ou à l'articulation coxo-fémorale. La goutte régulière fait enfler le gros orteil ou le pouce de la main avec rougeur, tumeur et douleur; ce sont les caractères de l'érysipèle plutôt que ceux du phlegmon. On sait que l'érysipèle vient assez ordinairement de la bile, et que les émétiques et les purgatifs, quand la complication inflammatoire est détruite, réussissent assez souvent ; la peau se lève aussi par écailles et tombe par larges plaques ou par desquamation. Les sueurs sont aussi très-favorables, de même que dans le rhumatisme ; mais l'on n'attaquerait pas ici sans danger, la goutte par les émétiques et les purgatifs, surtout si déjà, comme dans les maladies bilieuses, elle est fixée sur l'estomac et les intestins ou sur le poumon. Toutefois, le traitement ne doit point différer ici des maladies inflammatoires ordinaires ; ainsi on combat très-bien la goutte ou l'arthrite aiguë par la saignée du bras, les sangsues, mais surtout par les synapismes aux pieds. Les bains de pieds avec la moutarde, les ventouses scarifiées, les rubéfians sur les extrémités, conviennent, quand il faut, par exemple, s'opposer à des vomissemens opiniâtres, à des coliques excessives, à une toux convulsive, à une céphalée aiguë. On doit ne pas perdre de vue, qu'il n'y a point de soulagement à espérer, tant que la douleur n'a point quitté la partie où elle s'est fixée ; que c'est un remède amer; mais qu'on ne peut faire cesser entièrement la douleur, sans mettre en péril les jours du malade.

J'ai vu des effets très-surprenans de la métastase de la goutte, avec des accès imitant le choléra-morbus, la colique de miséréré ou volvulus, les convulsions, la paralysie d'un membre, le tremblement nerveux, la paraplégie, le carus, comme dans une véritable apoplexie. Le premier soin du médecin, dans toutes ces attaques, doit être toujours de combattre les complications, c'est-à-dire, l'irritation des viscères par les révulsifs, et en même temps de s'opposer à l'inflammation ou phlegmasie interne. Mais celle-ci n'est pas aussi violente généralement, que dans les autres affections inflammatoires, quoiqu'elle le paraisse beaucoup plus; car elle abandonne en un clin d'œil les parties qui paraissaient en être le siége absolu ; ce qui me fait croire, que la goutte agit à la surface des viscères, comme l'érysipèle, dont elle n'est peut-être qu'une variété. Quoi qu'il en soit, c'est ordinairement la même marche qu'elle suit, et souvent les mêmes phénomènes, la même facilité à reparaître et à disparaître. On a écrit des milliers de volumes sur cette affection : j'expose ici mon sentiment sur des probabilités naturelles, beaucoup plus croyables que tous les raisonnemens contraires. J'ajoute que les viscères abdominaux, de l'aveu de tous les médecins anciens et modernes, passent pour être le siége primitif de la goutte : je dis donc ici avec Hippocrate, que, si bien connaître une maladie est la guérir, il me paraît démontré, que la goutte n'est point une maladie inguérissable. J'ai remarqué, parmi les anti-spasmodiques, la liqueur anodyne minérale d'Hoffmann, qui mérite la préférence sur les opiacés.

## APHORISME L.

Les plaies pénétrantes du cerveau, causent nécessairement la fièvre et le vomissement de bile.

---

Un symptôme ordinaire du danger de la lésion du cerveau, après des coups et des chutes sur le crâne, ou même en tombant d'une certaine hauteur sur les pieds, est le vomissement bilieux. Hippocrate en a fait mention dans presque tous ses ouvrages. Si le cerveau est fortement ébranlé ou lésé, à la suite d'une contusion, aussitôt il y a perte de la parole, de la vue et de l'ouïe. Dans le cas de blessure grave, il survient nécessairement de la fièvre et un vomissement de bile; enfin, succèdent la paralysie d'une partie du corps et la mort. (Liv. II, *Des Maladies préf.*, chap. 15.) On observe ensuite un épanchement dans le cerveau, et l'autopsie a prouvé dans maintes occasions, qu'il y avait un abcès dans le foie; on n'a jamais trop bien expliqué ce phénomène sympathique. « Quant » aux plaies de tête, dit Hippocrate (liv. II *Des P-* » *dictions*, § 68), celles qui intéressent le cerveau » sont les plus mortelles, comme il a été dit. Elles

» sont toutes très-dangereuses, lorsque l'os a été » découvert dans une grande étendue, enfoncé » dans son milieu ou fendu.» Si l'ouverture de la plaie est petite, et si la fêlure de l'os se prolonge beaucoup, le danger est plus grand; il y a encore plus à craindre si l'os est endommagé près des sutures. Les fractures où les os sont comme croisés par des esquilles, *camarosis*, sont très-dangereuses. Il faut appliquer plusieurs couronnes de trépan pour relever les pièces d'os; on fait ainsi cesser la paralysie et les convulsions; la plaie n'étant plus compliquée, guérit promptement. Les plaies du cuir chevelu sont très-peu dangereuses. Quant à l'épanchement, il faut inciser la dure-mère et la pie-mère ou les méninges, réprimer les chairs fongueuses, et favoriser la suppuration, en bannissant du traitement, les corps gras ou corrosifs. Les emplâtres, la charpie sèche, l'alun calciné, l'eau de guimauve, les cataplasmes de farine de lin sont les moyens ordinaires de guérison. Pour prévenir le danger des abcès au foie, il faut recourir plusieurs fois à la saignée du bras, ou appliquer des sangsues au siége, et les réitérer en assez grande quantité.

## APHORISME LI.

Une violente douleur de tête, chez les personnes en santé, avec perte de la voix et une respiration stertoreuse, donne la mort en sept jours, si la fièvre ne survient pas.

---

On ne peut méconnaître ici tous les symptômes de l'apoplexie sanguine ou le coup de sang. La difficulté ou l'impossibilité de parler, et le stertor ou ronflement, avec embarras de la poitrine et gêne de la respiration, sont des accidens très-redoutables dans l'apoplexie ordinaire; ils sont souvent mortels. Ecoutons ici Hippocrate: voici la marche qu'il nous conseille de suivre exactement (*Traité du Régime dans les maladies aiguës*, § 37): «Lorsque, dit ce » père de la médecine, une personne en santé perd » tout à coup l'usage de la parole sans cause ma» nifeste, ou par quelque cause subite ou violente, » il y a alors défaut de communication des veines » (c'est-à-dire gêne de la circulation du sang dans les veines, où il séjourne plus que dans les artères). Alors il se forme un épanchement dans le cerveau, et il y a compression de la substance nerveuse, suspension et interruption de l'innervation, mais seulement dans un lieu circonscrit. Si donc la substance médullaire est comprimée vers les paires cervicales du côté droit ou gauche, la paralysie s'étend à l'un des bras; mais l'on remarque qu'elle a lieu du côté opposé à l'épanchement. « Dans ce cas, continue notre célèbre auteur, on » doit ouvrir la veine interne du bras droit (la mé» diane céphalique), et tirer plus ou moins de sang, » suivant l'âge et le tempérament du sujet. En » général, les symptômes sont les suivans: rou» geur foncée du visage, immobilité des yeux, dis» tension des poignets, grincement de dents, con» traction des mâchoires, palpitations générales ou » mouvemens convulsifs, refroidissement des ex» trémités. » Le diagnostic se trouve ici d'accord avec notre théorie; toutefois, nous disons que l'engorgement des veines peut produire une phlegmasie aiguë de l'encephale ou de ses membranes. La fièvre qui survient, dissipe les symptômes nerveux, mais il ne faut pas qu'elle soit très-aiguë, ni qu'elle se prolonge beaucoup. J'ai vu plusieurs vieillards frappés de paralysie de la langue, avoir une agitation extraordinaire, le pouls plein et tendu, l'œil en feu, et la fièvre se déclarer le premier ou le second jour, terminer tout de suite les accidens: les malades n'ayant voulu se soumettre à aucun traitement. Toutefois, dans les cas ordinaires, la saignée, l'application des sangsues au cou, l'émétique à une assez forte dose, les lavemens purgatifs, les bains de pieds synapisés ont suffi pour la guérison de la paralysie et de l'apoplexie. Chez les adultes très-robustes, il faut faire une ample saignée du bras et la réitérer.

---

## APHORISME LII.

Considérez même les yeux dans le sommeil; car si du blanc se laisse apercevoir entre les paupières à demi closes, sans être l'effet d'un flux de ventre ou d'un purgatif, ce signe est mauvais et même mortel.

---

J'ai remarqué ce symptôme dans l'apoplexie, et je l'ai vu assez souvent mortel. Il est visible qu'il annonce la convulsion des muscles abaisseurs du globe de l'œil, et une extrême faiblesse. Il y a moins de gravité dans la paralysie de l'angle des lèvres ou de la langue; un flux de ventre ou une purgation artificielle ne produisent cet effet que momentanément, comme on le voit dans les fièvres adynamiques et ataxiques; mais c'est toujours un mauvais signe. Il n'indique rien d'ailleurs qui ne s'accorde avec le traitement propre à ces maladies; on applique des vésicatoires au cou ou aux jambes. On fait prendre le quinquina et des loochs ou juleps camphrés et des stimulans avec l'éther et les eaux distillées de mélisse; on donne le sulfate de kinine : on modère le flux de ventre, s'il est trop abondant, par les acides minéraux, comme l'eau de Rabel, affaiblie jusqu'à agréable acidité, dans un liquide mucilagineux et édulcoré avec du miel ou du sucre. Les observations rapportées par M. le baron Portal, dans son *Traité d'Anatomie médicale*, à l'article SPLANCHNOLOGIE, tom. IV et V, nous indiquent des perforations des membranes de l'estomac et des intestins, des squirrhes du pylore, des cancers, par l'abus des acides minéraux. Le traité de Lieutaud, *Historia anatomica*, les *Commentaires* de Van-Swiéten *sur les Aphorismes de Boërrhaave* font mention des mêmes lésions. Je suis étonné de la témérité de certains auteurs, qui ont prescrit des doses énormes d'acide sulfurique et muriatique. On peut s'en convaincre, en lisant le *Traité des Fièvres* de Giannini, traduit en français par M. Heurteloup, qui a signalé ce dangereux écueil, dans ses notes savantes. Je le répète pour les jeunes médecins, les acides minéraux doivent être administrés avec de grandes précautions; il faut bien prendre garde de stimuler trop vivement l'estomac ou les intestins, déjà violemment irrités. La gastrite ou gastro-entérite peut être une complication de la fièvre; mais d'autre part, quand il y a météorisme du ventre, engouement des matières, paresse et paralysie des intestins, les acides conviennent, et les lavemens de quina camphré sont nécessaires. Les adoucissans, les calmans ne sont utiles, que quand la moindre pression exercée sur le ventre ou sur l'estomac, provoque de vives douleurs, ou excite des mouvemens convulsifs, dans les muscles du visage, surtout aux angles des lèvres.

## APHORISME LIII.

Les délires gais inspirent plus de sécurité, les sérieux plus de crainte.

---

La distinction du genre de délire, paraît d'abord peu importante, puisqu'il y a nécessairement aberration des fonctions de l'entendement. Toutefois, Hippocrate remarque toujours dans ses épidémies, que les fièvres ardentes mortelles, avec frénésie, s'annonçaient par le chagrin, la tristesse, le découragement et la crainte de la mort. L'observation 15ᵉ du IIIᵉ livre, indique une fièvre ataxique avec un délire taciturne continuel, et des pleurs depuis le commencement jusqu'à la fin; la maladie fut mortelle. L'observation 11^e du même livre, indique un délire aigu avec des explosions de gaieté; le malade a survécu. « Une femme, dit Hippocrate, dont l'esprit était aigri par le chagrin, avait perdu le sommeil et l'appétit, mais n'était point alitée, elle éprouvait de la soif et du dégoût. Sa demeure était à Thasos, sur la plate-forme près du fils de Pylade. Le premier jour, au commencement de la nuit, frayeur, grande *loquacité*, découragement, fièvre légère; au matin, fréquentes convulsions, et dans les intervalles, délire, paroles *obscènes*, douleurs générales violentes et continuelles. Le deuxième jour, même état, perte de sommeil, fièvre plus aiguë. Le troisième jour, cessation des spasmes, assoupissement profond et carotique; au réveil, efforts violens qu'on ne pouvait réprimer; délire considérable, fièvre aiguë. La nuit, sueur copieuse, chaude et universelle; cessation de la fièvre; sommeil, exercice plein et entier de la raison : la maladie est jugée. Le troisième jour, urine tenue noirâtre, avec beaucoup de petits nuages par flocons et sans sédiment, et écoulement abondant des règles au moment de la crise. » Cette fièvre était éphémère, inflammatoire, prolongée; les règles firent cesser tous les accidens. Il est probable qu'une saignée du bras ou du pied eût opéré plus promptement; mais n'eût-on pas empêché alors l'évacuation critique? Toutefois, la conduite d'Hippocrate paraît ici plus sage et nous semble devoir servir d'exemple. « La femme de Déalcés, à Thasos, près de la plate-forme, fut attaquée de fièvre aiguë avec frisson à la suite de chagrins profonds. Dès le commencement, et jusqu'à la fin, elle s'enveloppa sous la couverture du lit, et resta toujours taciturne. Elle palpait, pinçait, grattait, ramassait des flocons, répandait des larmes, puis elle poussait de grands éclats de rire, sans pouvoir sommeiller. On irritoit en vain les intestins; elle ne pouvait rien évacuer. Elle buvait peu, et seulement par une instigation étrangère; l'urine était ténue, en petite quantité, et la fièvre peu sensible *au tact;* les extrémités toujours froides. Le neuvième jour, beaucoup de déraisonnemens suivis de taciturnité. Le quatorzième, respiration rare et étendue pendant long-temps, puis d'une courte durée. Le dix-septième, éréthisme bruyant des intestins : la boisson prise à l'intérieur, semblait ne céder qu'à son propre poids et ne point s'arrêter ; insensibilité générale, peau sèche et tendue. Le vingtième, tantôt propos délirans, tantôt taciturnité ; perte de la voix, accélération de la respiration. Le vingt et unième, mort. Pendant tout le cours de la maladie, respiration rare et développée ; perte de la sensibibilité, habitude de s'envelopper sous la couverture, alternation d'une sorte de garrulité et d'un état taciturne, jusqu'à la fin. Il y avait eu phrénésie.

## APHORISME LIV.

Dans les maladies aiguës avec fièvre, la respiration plaintive est un mauvais signe.

---

On donne, en général, le nom de luctueuse à la respiration qui est accompagnée de plaintes ou de gémissemens : comme elle ne peut provenir que des douleurs ou du spasme, fixés dans la région épigastrique, ou dans l'une des cavités splanchniques, il y a évidemment plus ou moins de gravité, d'après ce seul signe. Il faut remarquer, que les phthisiques, par exemple, après de violens accès de toux, ont la respiration plaintive sans éprouver de douleurs; mais cela provient de la convulsion des muscles de la poitrine et du diaphragme. Dans une fièvre ardente ou aiguë, la respiration luctueuse désigne une phlegmasie des plèvres, ou du poumon, ou du diaphragme. Il faut d'ailleurs connaître le caractère de la maladie, et s'informer si le malade est habituellement très-sensible, très-impatient : s'il est couché sur le ventre ou sur la poitrine; s'il garde une position plus ou moins mauvaise dans le lit; s'il descend continuellement de la tête aux pieds du lit; s'il jette ses couvertures; s'il ramasse des flocons; s'il répand des larmes involontaires; s'il jette des cris. Tous ces signes méritent la plus sérieuse attention de la part du médecin, et ce n'est que lorsqu'il en a une connaissance exacte, non d'après des discours, mais en observant lui-même les malades, qu'il peut former son pronostic sur l'ensemble des signes, et non d'après un seul symptôme isolé. Toutefois Hippocrate a remarqué, comme le meilleur signe possible dans toutes les maladies aiguës, la respiration libre, facile et exempte de douleurs. Mais la fièvre indiquant ici une phlegmasie aiguë des muscles, ou des plèvres, ou du poumon, c'est donc l'affection de la poitrine, qu'il faut plus particulièrement redouter.

---

## APHORISME LV.

Les affections goutteuses se renouvellent surtout au printemps et en automne.

---

Quelques interprètes d'Hippocrate ont pensé devoir compléter la sentence de ce père de la médecine, et y comprendre les accès périodiques de la manie, qui, ainsi que la goutte, se renouvellent communément à l'automne et au printemps. Feu

Bosquillon a adopté ce sentiment d'après les meilleures autorités. Il a même corrigé le texte sur les manuscrits dans son édition grecque-latine des *Aphorismes et Pronost.*, in-12, Paris, 1784. Bien que ce savant eût renvoyé à mon édition de 1811, ne voulant point, dit-il, faire réimprimer la sienne, quoiqu'elle soit devenue rare (préf. des *Aphor. et Pronost.*, traduct. franç., Paris, 1814), je dois à la vérité de déclarer, que son aphorisme corrigé, ne se trouve pas aussi complet dans mon premier ouvrage; je l'adopterais maintenant. L'absence de fièvre et la périodicité sont-elles les seuls rapports de connexité? Nous avons déjà parlé de l'origine de la goutte; la manie est-elle aussi une affection purement sympathique ou humorale? Celle qui est désignée *cum materie* par Boërhaave, Sauvages, Cullen, Stool, serait-elle aussi due uniquement à l'action de la bile sur les intestins? L'auteur du *Traité médico-philosophique, sur l'aliénation mentale*, a très-bien remarqué, que l'orage des accès maniaques éclatait surtout au renouvellement du printemps et en automne; que l'usage des évacuans du canal digestif, diminuait singulièrement la violence des accès, les éloignait ou même les prévenait, si on avait recours immédiatement aux purgatifs. Le célèbre professeur a rapporté de nombreuses observations, à l'appui de sa doctrine: car, si on avait négligé de purger les sujets maniaques dès leur entrée dans l'hôpital, on les voyait tristes, taciturnes, livrés bientôt à la manie et à la fureur. Quels que soient les raisonnemens, les faits démontrent l'efficacité de ce traitement prophylactique.

Quant à la goutte, ses accès s'annoncent au renouvellement du printemps, soit parce que la pléthore domine dans le système des vaisseaux sanguins, soit parce qu'elle a lieu plus particulièrement en automne dans le système de la veine porte et des canaux biliaires. La sécrétion particulière du phosphate de chaux, déposé sur les articulations est un symptôme particulier, qui ne change point la nature de la goutte. C'est une crise imparfaite. La métastase, comme je l'ai dit, est à craindre, et l'on a trouvé à la surface et dans le parenchyme des viscères, des concrétions tophacées assez volumineuses, à la suite de rétropulsion de la goutte. Le *Traité d'Anatomie médicale* de M. le baron et professeur Portal, contient plusieurs observations très-remarquables, recueillies sur les personnes mortes de la goutte, (*voyez* tom. IV et V, art. SPLANCHNOLOGIE). L'apparition de la douleur au gros orteil, annonce le retour de la maladie; si cette douleur est vague, si la digestion est pénible, accompagnée de flatuosités, de coliques légères, de dégoût, on peut administrer sans danger un gros ou deux de magnésie. Mais si la rougeur et la tumeur se sont déjà manifestées, s'il y a un gonflement très-douloureux de l'orteil ou des doigts des mains, les purgatifs seraient dangereux. Les bains de pieds, les synapismes détournent souvent les douleurs les plus atroces déjà portées sur les viscères; et dissipent en un instant l'appareil le plus redoutable des symptômes. C'est un fait prouvé par l'expérience, que l'on peut prévenir ou diminuer les accès périodiques de la manie et de la goutte, au printemps; et en automne, en ayant recours à la purgation. Toutefois, ce sont les moyens hygiéniques qu'un médecin prudent et éclairé doit toujours préférer pour traiter ses malades.

---

## APHORISME LVI.

Dans les maladies atrabilaires, les métastases de la mélancolie sont à craindre, pouvant produire la paralysie, les convulsions, la manie et la cécité.

---

On a donné aujourd'hui dans un parti extrême; les raisonnemens pour et contre nous sont connus. Les médecins physiologistes de notre époque voient partout des inflammations de l'estomac ou des intestins, parce qu'ils trouvent après la mort quelques taches noires ou brunes, semées çà et là sur la surface des viscères. Nous avons lu leurs écrits. Il en résulterait qu'on aurait toujours à combattre la gangrène des organes digestifs, dans toutes les maladies; ou du moins qu'il faudrait toujours craindre des phlegmasies lentes, ou des dégénérations squirrheuses ou cancéreuses : or, on ne voit pas que ces affections organiques soient ni plus ni moins communes aujourd'hui qu'autrefois. Suivant ce système, il faudrait toujours faire des saignées multipliées, ou se borner à des saignées locales avec profusion, tandis que l'on se résignerait tout au plus à administrer intérieurement les opiacés, les calmans et les rafraîchissans. La bile et l'atrabile citées par Hippocrate, ne joueraient plus aucun rôle dans l'économie animale; leur métastase ne serait par conséquent plus qu'une chimère, et notre tâche de commentateur se réduirait à soutenir des paradoxes. Si tels devaient être notre but et nos efforts, il faut convenir que nous nous serions abusés étrangement, avec tous les observateurs les plus célèbres, qui auraient suivi les préceptes du père de la médecine. Voyons cependant quelle est sa doctrine, sans la dénaturer, comme on le fait journellement, par de fausses citations. On dit, par exemple, que la polycholie, toujours agissante dans l'économie animale, ne signifie plus rien aujourd'hui; que les fièvres essentielles ont tout à coup disparu, et ont été rayées des classes où de célèbres nosologistes les avaient méthodiquement placées. Enfin, leurs observations, faites dans de grands et vastes établissemens publics, répétées par des millions d'élèves et recueillies sous les yeux de ces professeurs, justement célèbres, n'auraient servi à rien moins qu'à nous abuser et nous jeter dans un labyrinthe inextricable d'hypothèses et d'erreurs ; là se bornent nos réflexions. Tant que la bile est contenue dans l'estomac et dans les intestins, nous savons ce qu'il faut faire. Les aphorismes 17 et 20, sect. IV, nous ont indiqué, qu'il fallait avoir recours aux vomitifs et purgatifs. S'il y a des douleurs et de la fièvre, nous savons également, que nous pouvons nous en rendre maîtres par la saignée du bras, les cataplasmes de farine de lin, les fomentations émollientes sur le lieu affecté ; les synapismes loin du siége de la maladie, les lavemens adoucissans ou irritans, suivant le genre et l'espèce d'affection. Enfin viennent les ventouses sèches ou scarifiées, qui remplacent très-bien les sangsues, ou les saignées locales dont on a exagéré l'utilité : mais celles-ci doivent être appliquées, surtout dans les phlegmasies lentes ou chroniques, tandis que la saignée du bras convient mieux dans les inflammations aiguës. Toutefois, nous ne connaissons pas ici parfaitement la doctrine d'Hippocrate : les fièvres ardentes, bilieuses, adynamiques et ataxiques ne présentent-elles aucune différence dans leur invasion et leur marche franche ou insidieuse ? N'y a-t-il plus rien à remarquer, par rapport à leurs accès ou à leurs types et aux jours critiques dans les épidémies ? Peut-on administrer indifféremment les alimens, les médicamens et les boissons dans les accès, ou n'en pas faire usage du tout, dans le cours de ces maladies ? L'adynamie et l'ataxie ne paraissant plus que des phénomènes sympathiques de l'estomac ou des intestins, est-il bon de ne plus s'en inquiéter ? Pour savoir s'il y a des crises possibles, ne faut-il plus observer l'hémorrhagie du nez, le flux de ventre bilieux, les urines plus ou moins chargées et sédimenteuses, les vomissemens de bile noire dans la fièvre jaune, les dépôts purulens, les charbons, les anthrax, le bubon pestilentiel, les pétéchies, les taches pourprées ; tout cela est-il rayé aussi de la médecine ? Lorsque l'on nous transportera dans un autre pays, où nous n'aurons plus rien à observer de semblable, alors et seulement alors nous renoncerons, et nous pourrons effectivement renoncer entièrement à la doctrine d'Hippocrate. Nous admettons donc que les métastases de bile et d'atrabile sont non-seulement possibles, mais quelquefois favorables, et d'autres fois funestes : ainsi, par exemple, l'ictère peut être critique, de même que le vomissement de bile. L'auteur du *Traité médico-philosophique sur l'Aliénation mentale* a cité plusieurs observations de manie guérie par l'ictère et la suppuration d'un dépôt, porté par métastase à la peau. M. le docteur Alibert, dans son excellent *Précis théorique et pratique sur les Maladies de la peau* (2 vol. in-8, Paris, 1822), a également cité plusieurs observations très-curieuses de manie, produite par la rétropulsion de gale, de dartres, de *teigne;* et d'autres cas de guérison spontanée opérée par des éruptions cutanées. Hippocrate n'a pas dit autre chose. Les dépôts préviennent quelquefois des maladies graves : lorsque la bile n'est encore que dans l'estomac et les intestins, on conçoit fort bien qu'il faut l'évacuer par haut et par bas ; mais ne peut-elle se porter sur un organe essentiel à la vie, ou passer directement dans la circulation ? On voit par l'érysipèle et l'ictère, que ces deux métastases sont possibles. Le choléra-morbus, la colique dite de *miserere*, sont des affections, quelquefois épidémiques, et très-souvent aussi mortelles, que la peste dans le climat brûlant de l'Afrique et de l'Amérique ou sous la zône torride, où la fièvre jaune est endémique. Peut-on croire de bonne foi, que les vomissemens extrêmement noirs, les déjections de sang noir, les défaillances, les syncopes mortelles, se détruiront par les sangsues et les cataplasmes de farine de lin et l'eau de gomme ? La fièvre adynamique et ataxique, l'ardente, bilieuse, inflammatoire, ne proviennent-elles, que de l'irritation sympathique de l'estomac et des intestins ? Mais comment s'engendrent-elles, et surtout deviennent-elles épidémiques ? C'est après de longs voyages et la privation d'alimens, de boissons et des fatigues excessives; tandis que le chagrin, la crainte et la tristesse se joignent à la privation des choses les plus nécessaires à la vie, comme cela arrive si souvent aux gens de guerre. Sera-ce par les saignées ou les sangsues, que l'on remédiera à la faiblesse directe des forces par ces causes énervantes ? S'il ne faut plus raisonner du tout en médecine ; si l'on a trouvé du moins des remèdes spécifiques encore plus puissans que le quinquina, il ne faut plus alors nous en occuper du tout. Mais, il n'en est pas ainsi : l'hypochondrie, la nostalgie, la mélancolie, la manie, le mélæna, l'hématémèse, ne proviennent-ils plus de chagrins prolongés ou de tristesse ? le foie, la rate logés dans les hypochondres droit et gauche, sont-ils devenus tout-à-fait insensibles ? ne voit-on plus les hommes de cabinet, livrés à une vie sédentaire, avoir ces maladies, et les femmes non réglées être sujettes au mélæna, à l'hématémèse ? N'en est-il pas de même des hémorrhoïdaires et des goutteux ? Tout ce que nous pourrions dire à ce sujet, serait confirmé des sentences du père de la médecine : témoins les vomissemens de bile verte ou très-acide, laquelle ronge le cuivre et accompagne le choléra-morbus. Mais à la vérité, nous n'avons pas dit, que les vaisseaux du cerveau et des méninges fussent remplis par la bile et l'atrabile, et nous portons le défi aux novateurs, de prouver qu'Hippocrate ait avancé ce fait, dans aucun de ses traités. Ce n'est donc que d'après les effets sympathiques produits sur les viscères, qu'il en a parlé. Dans ses *Traités du régime dans les maladies aiguës*, il se livre uniquement à l'observation ; les livres *des crises* et *des jours critiques* en sont des exemples, ainsi que ses *Traités de la nature de l'homme, de l'ancienne médecine,* et le 1er livre *des Maladies,* auxquels nous renvoyons après les avoir traduits en français, et imprimés avec le texte grec.

---

## APHORISME LVII.

L'APOPLEXIE attaque surtout les sujets de quarante à soixante ans.

---

L'AGE où l'on est le plus sujet à l'apoplexie, est bien celui qui est fixé ici, communément par notre célèbre auteur. Il a admis dans plusieurs de ses traités, que la cause de l'apoplexie était due à l'atrabile, et c'est aussi l'âge de quarante ans qu'il a indiqué, comme l'époque la plus remarquable de la vie, où domine l'atrabile. On peut bien admettre la prédominance du système veineux de la veine porte sur le système artériel, qui cesse d'être le plus actif chez les adultes, et surtout chez les personnes âgées ; mais le tempérament sanguin conserve plus long-temps les dispositions aux maladies inflammatoires. Doit-on ensuite admettre que la constitution atrabilaire, dispose particulièrement certains individus à l'apoplexie ? ceci a quelque chose d'hypothétique. Si, en effet, l'on remarque l'apoplexie plus fréquemment de quarante ans à soixante, est-ce parce que la pléthore atrabilaire domine ? On ne peut guère le présumer : les individus qui ont la tête grosse, le cou court, les épaules larges, la poitrine quarrée et velue, très-pléthoriques, dont quelque évacuation sanguine a été supprimée, ou qui ont négligé la saignée, sont surtout frappés d'apoplexie et de paralysie, à cause de la pléthore sanguine, à laquelle ils sont naturellement sujets. C'est aussi par la saignée du bras réitérée et les sangsues au siége; les purgatifs et les bains de pieds synapisés, que l'on parvient à détourner la congestion sanguine, qui se porte au cerveau. Il en naît ensuite une fluxion sur les membranes de l'encéphale, puis un épanchement séreux ou purulent, selon l'intensité ou le degré de violence de la phlegmasie et le temps de sa durée. On tâchera de détourner cette fluxion par les synapismes, les ventouses scarifiées, les vésicatoires, les sangsues. L'apoplexie séreuse se présume, quand il y a déjà un épanchement aqueux dans le ventre ou la poitrine, ou sous les tégumens. On ne peut alors s'y opposer que par les vésicatoires, les émétiques, les diurétiques, les purgatifs, ordinairement les malades finissent par la léthargie ou par une hydropisie générale. Enfin, les vieillards de soixante à quatre-vingts ans sont affectés de paralysie, de catarrhe pulmonaire : de la goutte; et ce cortége des infirmités de la vieillesse les conduit au tombeau.

## APHORISME LVIII.

Si l'épiploon sort, il doit nécessairement se corrompre.

---

Le pronostic ne peut être ici douteux. Toutefois, des faits, bien constatés par l'observation, prouvent que non-seulement l'épiploon, sorti du ventre, y a été replacé par la simple opération du taxis, mais encore qu'une portion assez considérable a été retranchée par le fer; tandis que la seule ligature des vaisseaux épiploïques a suffi pour prévenir l'épanchement intérieur. De nombreux exemples d'opérations de gastratomie, dans la hernie ombilicale et inguinale ; et de gastroraphie dans les plaies pénétrantes du ventre et des intestins, viennent à l'appui du pronostic, relatif au peu de danger de la lésion simple de l'épiploon, et même de sa corruption, pourvu qu'il n'y ait pas un sphacèle complet. On a même vu la gangrène de l'épiploon, à la suite d'invagination ou intus-susception intestinale et d'étranglement du sac herniaire, se borner naturellement aux parties lésées; l'inflammation s'y développer, opérer la séparation complète des parties meurtries ou contuses, ou déchirées ou étranglées; et un anus artificiel suppléer aux fonctions naturelles des intestins, jusqu'à ce que la plaie extérieure se fût entièrement cicatrisée. C'est à peu près le seul parti qu'il y ait à prendre dans une plaie récente du ventre, avec hernie de l'épiploon. Il faudrait ne pas craindre de retrancher ce qui paraîtrait gangrené; fixer par un fil la portion que l'on aurait réduite, lier les vaisseaux; procéder comme dans les plaies ordinaires des intestins et attendre la chute de la ligature; tandis que des adhérences qui se développent autour de la plaie, suffisent ordinairement pour empêcher dans la suite, le retour de la hernie.

## APHORISME LIX.

Lorsqu'à la suite d'une sciatique chronique, le fémur luxé est chassé de la cavité cotyloïde, nécessairement celle-ci se remplit de mucosités.

---

« La sciatique, dit Hippocrate (*Traité des affections internes*, § 30, pag. 59), se manifeste quand les douleurs se portent à la région supérieure et postérieure de la cuisse, derrière l'articulation et souvent le long de la jambe. Il convient, aussitôt que la maladie se déclare, de faire des frictions sur toute l'extrémité où sont fixées les douleurs; d'user des douches d'eau tiède, des fomentations et des fumigations, et ensuite de relâcher le ventre. Quand les douleurs seront apaisées, on purgera par bas, puis on donnera du lait bouilli; enfin, pour calmer les douleurs, on aura recours aux sédatifs, que j'ai indiqués dans le *Traité de Pharmacie.* »

L'explication que donne l'auteur est assez exacte, bien qu'elle ne soit pas conforme à notre théorie actuelle; la fluxion humorale, qu'elle qu'en soit la cause, agit sur le nerf sciatique; une douleur plus ou moins aiguë suit son trajet. J'ai eu plusieurs fois l'occasion de vérifier sur le cadavre, quelle en était la cause. J'ai trouvé une espèce de gelée, jaunâtre, agglomérée, dans tout le trajet du nerf sciatique, qui en était environné et comme enveloppé. Ceci nous explique le froid glacial continuel, dont se plaignent les malades, contraints de se frictionner toute l'extrémité avec force, pour y rappeler la chaleur. Enfin, le marasme, l'atrophie et la paralysie sont le dernier degré de la maladie.

---

## APHORISME LX.

La luxation du fémur, à la suite de sciatique chronique, est suivie de claudication et de marasme, si l'on n'y applique pas le feu.

---

Quelquefois on a confondu la luxation de la cuisse avec la fracture du col du fémur; mais la luxation a lieu après une sciatique invétérée. On voit aussi quelquefois l'articulation du bras se relâcher, après des douleurs de rhumatisme chronique, et être comme attaquée d'hydropisie. Il en est de même de l'articulation du genou ; c'est la maladie que l'on a désignée vulgairement sous le nom de tumeur blanche. (*V.* le *Traité des Maladies des articulations*, ou *Observations pathologiques et chirurgicales sur ces maladies*, par B.-C. Brodie ; trad. de l'anglais par Léon Marchand. Paris, 1819.) On peut en général porter le pronostic suivant sur les douleurs de sciatique chronique : dans le cas de paralysie, lorsque la cuisse et la jambe s'atrophient, il est impossible d'en recouvrer l'usage ; s'il ne survient point d'atrophie, la guérison peut être obtenue, mais elle sera très-longue. Pour prédire le temps où elle arrivera, il faut considérer la violence de la maladie, l'âge du sujet, la saison, en se ressouvenant que les maux les plus anciens sont aussi les plus rebelles et les plus dangereux, et qu'ils cèdent plus difficilement chez les personnes très-âgées. En outre, l'automne et l'hiver sont des saisons moins favorables à la guérison des maladies, que l'été et le printemps. (Hipp., liv. 2 *des Prédict.*, § 156, 57 et 58.) On doit d'abord employer le liniment volatil, puis les vésicatoires; le moxa, convient quand les autres moyens n'ont pas réussi, surtout après l'application réitérée des sangsues sur le gras de la fesse, vers le passage du nerf sciatique, et aussi après l'usage des cataplasmes émolliens, des bains, des fumigations aromatiques et des douches. Un anatomiste italien, Cotuni, a obtenu des succès, en appliquant un vésicatoire sur le nerf poplité, lorsqu'il est parvenu sous la peau, près de la tête du péroné ; on sait qu'il est une branche du grand nerf sciatique. L'électricité, les bains de Barrèges, le galvanisme, ont conduit aussi à des résultats utiles. Au reste, cette affection, quoique très-opiniâtre, n'est point dangereuse, si les douleurs sont fixées à un seul endroit et ne cèdent point à l'action des médicamens ; il faut cautériser avec le lin cru, qui est une espèce de moxa extemporané (livre cité). Les sédatifs, comme l'opium, l'huile de jusquiame, le laudanum liquide de Sydenham, soit seul, soit uni aux diffusifs, comme l'alkali volatil, l'éther, le baume de Fioraventi, le camphre, dissipent souvent les douleurs. La teinture de cantharides réussit aussi quelquefois, en excitant des ampoules à la peau. Le moxa, sur le trajet du nerf sciatique, vaut mieux que le lin cru : on a aussi employé les cautères. Enfin, dernièrement on a recommandé beaucoup l'huile de térébenthine, l'acupuncture et l'électro-acupuncture ; mais il ne faut y avoir recours que dans le rhumatisme chronique : celui qui attaque le moignon de l'épaule, se traite comme celui de la cuisse.

### XXIII^e OBSERVATION.

Une fille de sept ans fut admise à l'hôpital Saint-Georges, en mai 1809, pour une douleur dans la hanche gauche; elle souffrait du genou, le membre était plus court qu'à l'ordinaire, et la fesse était diminuée et aplatie. On pratiqua une issue derrière le grand trochanter, à l'aide du caustique ; bientôt après son entrée, un abcès se creva vers la crête de l'iléon. La maladie de la hanche en parut beaucoup diminuée ; mais au commencement d'août, cette fille mourut d'un érysipèle accidentel.

A l'examen du corps, les muscles fessiers du côté gauche étaient diminués, et d'une couleur foncée. Il s'étendait un sinus de l'orifice externe de l'abcès, à travers les parties molles, qui communiquait avec l'articulation iléo-fémorale, par une ouverture ulcérée du bord de la cavité cotyloïde.

Il ne restait aucun vestige de cartilage dans la surface de cette cavité. L'os mis à nu était dans un état de carie et avait une couleur foncée. La cavité cotyloïde offrait plus de profondeur et de largeur qu'à l'ordinaire. La plus grande partie du cartilage de la tête du fémur était détruite, et la petite portion qui en restait fut facilement détachée de l'os. Cette circonstance se rencontre souvent lorsque le cartilage est rongé par l'ulcération.

Le ligament capsulaire était tant soit peu plus épais que de coutume, et plus adhérent eux parties environnantes ; il ne restait rien du ligament rond. Dans la partie antérieure de l'articulation se trouvait une certaine quantité de substance molle organisée ; elle était interposée entre la tête du fémur et la cavité qui la reçoit, et sur le derrière était une collection de pus d'une couleur foncée. C'est par là que la tête du fémur se trouvait séparée de l'os innominé, et chassée au dehors; par la suite, elle avait été amenée en haut par l'action des muscles, de telle sorte qu'elle était reçue dans la partie supérieure du rebord osseux de la cavité cotyloïde. La membrane synoviale était d'une couleur foncée, mais elle n'était nullement malade.

En examinant la hanche du côté opposé, je ne trouvai nulle apparence de maladie dans les parties molles externes, ni dans le ligament capsulaire, ni dans la substance graisseuse de la jointure. La cavité de l'articulation contenait environ une dragme de pus d'une couleur foncée. Le cartilage était absorbé dans un tiers à peu près de sa surface. L'os mis à nu présentait, dans sa plus grande partie, une surface uniformément compacte; mais en deux endroits, il était attaqué superficiellement par la carie. Dans quelques points de la tête du fémur, le cartilage avait une apparence fibreuse, semblable à celle qui a déjà été décrite; sur d'autres, il était entièrement absorbé et découvrait dans l'os une surface cariée; ailleurs elle était dans son état naturel, le ligament rond était rompu par la plus légère force, ce qui paraissait tenir à ce que le cartilage avait été détruit vers son insertion dans la cavité iléo-fémorale. Les os dans le voisinage des surfaces cariées de la hanche gauche, étaient plus foncés qu'à l'ordinaire, mais une telle apparence ne s'observait pas dans les os de l'autre hanche, qui se trouvaient, à tous égards, dans leur état naturel. ( Ouvrage cité, p. 82.)

Il est évident que cette affection scrophuleuse aurait pu être attaquée dans le principe par le moxa, et que les désordres survenus dans l'articulation sont dus entièrement au vice des fluides lymphatiques; l'érosion et la carie en ont été la suite.

FIN DU VOLUME ET DE LA SIXIÈME SECTION.

www.ingramcontent.com/pod-product-compliance
Lightning Source LLC
LaVergne TN
LVHW010127230826
846091LV00001BA/173

* 9 7 8 2 3 2 9 5 8 0 5 6 2 *